伤寒方证便览

柳少逸 著

中国中医药出版社

·北 京·

图书在版编目（CIP）数据

伤寒方证便览/柳少逸著.—北京：中国中医药出版社，2014.9（2020.5重印
ISBN 978-7-5132-1984-6

Ⅰ.①伤… Ⅱ.①柳… Ⅲ.①《伤寒论》—方剂学

Ⅳ.①R222.26

中国版本图书馆CIP数据核字（2014）第183002号

中国中医药出版社出版

北京经济技术开发区科创十三街31号院二区8号楼
邮政编码 100176
传真 010 64405750

河北省武强县画业有限责任公司印刷

各地新华书店经销

*

开本 880mm×1230mm 1/32 印张 7.75 字数 200千字
2014年9月第1版 2020年5月第2次印刷
书 号 ISBN 978-7-5132-1984-6

*

定价 25.00 元

网址 www.cptcm.com

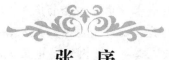

张 序

　　20世纪80年代初，烟台市莱阳中心医院有一位活跃在山东中医学术界的青年中医大夫，他就是山东名医柳吉忱之子、栖霞祖传世医牟永昌之高徒柳少逸。吉忱先生60年代为山东中医学会理事，与余学术交往甚密。在余任山东省卫生厅副厅长时，中医学术的发展、中医人才的知识结构及中医人才的培养，是余一直关注的课题，故而对少逸大夫的学术研究及其成才之路亦有所瞩目。受山东中医界的嘱托，1987年少逸大夫与其父吉忱先生创建山东扁鹊国医学校，该校后因所在地及主管局的所属问题，更名为莱阳市扁鹊职业技术学校，且于1995年2月因其突出的教学成绩，被山东省教委批建为非学历高校——山东烟台中医药专修学院。余虽为名誉院长，但真正履行院长、教授职责，尚在余从厅长位置上退下来，在潍城百寿堂悬壶时。

　　少逸大夫1969年毕业于山东中医学院，但更属60年代"名师带高徒"中医政策实施下成才的一名中医大夫。其幼承庭训，长有师承，加之奋志芸窗，尽得其父其师医学真传。从而形成柳氏学术思想体系：天人相应的系统整体观、形神统一的生命观、太极思维的辩证观。少逸熟谙医易之理，妙识生克制化之道，其治学严谨，以博学、精思、屡试为其要点，坚持中医学思维、方法和概念，理论体系立足于中医学自身的学术主体而发展的观点，同时尽力采用和吸收现代科学的理论和技术，丰富和完善中医的理论体系。其医学研究注重"沟通"，根植于中国传统文化。学博则悟，悟通则约，约成则精，故学有所成。

　　《灵》《素》乃医理之总汇，临证之极则。少逸在弘扬"人类－环境"这一系统论思想的基础上，根据中医学内在的规律和学术特色，结合中国数术学中太极论的道论、三三五论的数论和形神论的象论等精微理论，由对《内经》天人合一思想的继承和拓展，进而提出了"天人合一"《内经》中医流派的中国象数医学理论体系，即《内经》中医学。著有《中国象数医学概论》《人癌之战与三十六计》，并主编了《中国象数医学研究荟萃》。其临床，则勤求古训，采撷百家，既有师承家传，又有个人发挥。临证注重阴阳调和，以"阴平阳秘"为要。宗景岳"善补阳者，必于阴中求阳，则阳得阴助而生化无穷；善补阴者，必于阳中求阴，则阴得阳升而泉源不竭"意，临证倡导太极思维方法，运用医学系统方法并广泛地应用于临床实践，从而建立起病机四论体系——老年、退行性疾病的虚损论，功能失调性疾病的枢机论，器质性病变的气化论，有形痼疾的痰瘀论，为解释慢性、顽固性、疑难病证和各科杂病的病因病机纲领。

　　夫涉山必历层磴，登屋必藉高梯，欲明《内》《难》《伤寒》《金匮》《脉经》《本草经》，必读后人之说。此即"非博不能通，非通不能精，非精不能专，必精而专，始能由博返约"之谓也。少逸崇尚经方，博极时方，读仲景之书而察其理，辨后世之方而明其用，枕耽《伤寒杂病论》几十载，潜心钻研，广验于临床，衷然撰述《少阳之宗》，于1993年付梓，阐述临证辄取少阳转枢之机，述小柴胡汤及其变方百余首，熔经方时方于一炉，集小柴胡研究之所成。

　　去年季秋，少逸来潍城，邀余为其书稿《伤寒方证便览》作序。并告云：其父吉忱先生教子课徒之始，即以"仲景宗《内经》，祖神农，法伊尹，广汤液为大法。晋宋以来，号名医者，皆出于此。仲景垂妙于定方，实万世医门之规矩准绳也。后之欲为方圆平直者，必深究博览之"为训。《伤寒论》397条，113方，每日必背诵一遍。就一部《伤寒论》而言，是在背诵如流之后，方授课说难，递次讲授成无己《注解伤寒论》、柯琴《伤寒来苏集》、尤在泾《伤寒贯珠集》及恽铁樵《伤寒论辑义按》，让其在六经辨证说理间，潜移默化地感悟仲景辨证大法，其父称之为"神读"。及至从师于牟永昌先生，程门立雪，凡六易寒暑，为先生唯一传人。牟永昌先生以家传秘本《伤寒第一书》"治分九州"之全书授之。研读间，有先生之父儒医希光公之批注钩玄，为先生家传之秘。时维 1983 年，少逸深忧"执古方不能治今病，读医经不如多临证"之说日繁，又鉴于"世以医为难，医家尤以治伤寒为难"之境况，为读古人之书而晓其理，辨古人之方而明其用，集二十年研究之心得，发皇古义，融汇新知，而有《伤寒方证便览》结集。然其谨记清·陈梦雷"医为司命之寄，不可权饰妄造，所以医不三世，不服其药，九折臂者，乃成良医，盖谓学功精深故也"之语，而未付梓。三世者，三世之书也，《内经》《本草经》《脉经》也。

时过境迁，又是三十载，其间合以家学师承及个人临床之验，五易其稿。余手披目视，口咏其言，心惟其义。斯书上承仲景之旨，下贯后世之论，融古今医家临证之精华，而成其集，此乃立意伤寒方新用也。故而余认为此乃为一部中医临床应用和研究伤寒方的可资之书 。

清·陈修园在《金匮要略浅注》中云："学者遵古而不泥古，然后可以读活仲景书。"此即少逸大夫之谓也。清·吴谦等在《医宗金鉴》中尚云："著书立论，必须躬亲体验，真知灼见，方有济于用。"此《伤寒方证便览》之谓也。明·朱惠明在《痘疹传心录》中有云："医者要当深研经典，旁搜书论，潜心体认，融会始终，恍然有悟于古人之微妙，则脉理斯精辟，药性斯明悉，乃可以行于世。"此中医成才之谓也。

是为序。

张奇文

2014 年于鸢都潍坊百寿堂

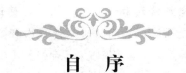

自 序

一

仲景在其卓著《伤寒杂病论》自序中云："勤求古训，博采众方，撰用《素问》《九卷》《八十一难》《阴阳大论》《胎胪药录》，并平脉辨证，为《伤寒杂病论》，合十六卷。"又云："夫天布五行，以运万类，人禀五常，以有五脏，经络府俞，阴阳会通，玄冥幽微，变化难极，自非才高识妙，岂能探其理致哉。"从而说明了张仲景以"勤求古训，博采众方"的治学精神，继承和掌握了深奥的医学理论知识和卓有成效的方药知识。

司马迁《史记·扁鹊仓公列传》中讲到战国扁鹊秦越人受业于长桑君，授以禁方。汉高后八年（公元前180年）仓公淳于意拜师同郡公乘阳庆，"悉以禁方予之，传黄帝、扁鹊之脉书，五色诊病，知人生死，决嫌疑，定可治及药论"。公乘阳庆传仓公的医书计10种：《黄帝扁鹊之脉书》《上经》《下经》《五色诊》《奇咳术》《揆度》《阴阳外变》《药论》《石神》《接阴阳禁书》。许多内容包括在现代的《黄帝内经》之中，不过仓公时代不用《黄帝内经》这一名称罢了。《黄帝内经》包括《素问》和《灵枢》两部分，据宋代邵雍、司马光等人考证是战国时代的作品。据龙伯坚氏考证《素问》的著作年代分三部分。即前期内容是战国时期，后期内容是东汉时期，再后是魏晋时期作品。第一部分当是属扁鹊以后、仓公以前的战国时代的作品，《素问》《灵枢》全书中占主导地位的治疗方法是针刺疗法，而秦越人的治疗病案亦是以此法当家的。而仓公治疗的26例病案中，有12例使用了汤液，而且他的老师传的十部书中，也有《药论》一书，说明汤液的广泛应用当是西汉以后的事。《黄帝内经》共引用了古代医书21种：《五色》《脉变》《揆度》《奇恒》《九针》《针经》《热论》《刺法》《上经》《下经》《本病》《阴阳》《阴阳十二官相使》《金匮》《脉经》《从容》《形法》《太始天元册》《脉法》《大要》《脉要》。其中没有论及药学的专著。而《素问》七篇大论中的《至真要大论》篇，讲到了药物的上、中、下三品，当是西汉末年《本草经》产生以后的事，又讲到药物的君、臣、佐、使，则比《本草经》更进了一步。所以《素问》七篇大论的内容当是东汉时期的作品，就其文体而论，既不是战国时期的文体，也不是隋以后的文体。

综上所述，药物在西汉仓公时代已被广泛应用，并发展于东汉时期。西汉的鼎盛，东汉的中兴，《内经》的完善，《难经》的传世，《本草经》的问世，以及《伤寒杂病论》的形成，奠定了中医学的理论体系。可以肯定地讲，东汉张仲景是见到了《史记》中的"医经七家"、"经方十一家"、《内经》引用的21种古医书及公乘阳庆传仓公之10种医书的。就是说仲景吸取了先秦及汉代的医药知识，结合自己的医疗实践，而形成了辨证论治体系的专著——《伤寒杂病论》。也正如其在《伤寒杂病论》自序中所云"勤求古训，博采众方……为《伤寒杂病论》，合十六卷。"清·王士雄在《潜斋医话》中有"古之医师，必通三世之书：一曰《神农本草》，二曰《灵枢针经》，三曰《素女脉诀》，脉诀可以察证，针灸可以去疾，本草可以辨药，非是三者不可言医"之论。而医圣张仲景，堪称三世之医也。仲景"撰用《素问》《九卷》《八十一难》《阴阳大论》"，著《伤寒杂病论》，其理论基础是"法于阴阳，和于术数"。其举孝廉官至长沙太守，说明仲景乃一儒者，必精于四书五经，故仲景是一位通晓文史哲而精于医者。清·陈梦雷云："医之为道，非精不能明其理，非博不能至其约，是故前人之教，必使之先读儒书明《易》理，《素》《难》《本草》《脉经》而不少略者，何也？盖非《四书》无以通义理之精微，非《易》无以知阴阳之消长，非《素》《难》无以识病，非《本草》无以识药，非《脉经》无以从诊候而知寒热虚实之证。"此论概涵了医圣张仲景的知识结构。故清·张畹香云："学医总须多读书，多看各家书籍，自然腹中渊博，胸有准绳。"

以上所述，说明了仲景《伤寒杂病论》是在继承前人的经验，即在《内经》《难经》等古医经的基础上，结合前人和自己的临床实践而成其书。在那个时期，《灵枢》称为《九卷》，《难经》称《八十一难》，《阴阳大论》等医籍现已佚失，但其内容仍保留在《素问》之中。那么《胎胪药录》是否就是后来的《神农本草经》的原本呢？

宋·孙奇、林亿等在校定《伤寒论》序中云："《伤寒论》，盖祖述大圣人之意，诸家莫其伦拟，故晋·皇甫谧序《甲乙针经》云：'伊尹以元圣之才，撰用《神农本草》，以为《汤液》，汉·张仲景论广《汤液》，为十数卷，用之多验；近世太医令王叔和，撰次仲景遗论甚精，皆可施用。'是仲景本伊尹之法，伊尹本神农之经，得不谓祖述大圣人之意乎。"清·张璐《张氏医通》引用书目中记有《伊尹汤液》，在卷十六中有"夫字有字母，方有方祖，自《伊尹汤液》，一脉相传"。上述《伊尹汤液》当为古医籍《汤液经法》。由此可见，伊尹根据《本草经》的知识创立了《汤液经法》，而仲景继承了伊尹《汤液经法》的经验，广验于临床，从而发展了药物学的知识。仲景《伤寒论》方、药知识取法于伊尹《汤液经法》，从而形成了《伤寒论》辨证论治体系中理、法、方、药四个方面中的一部分内容，而绝不像有的人认为张仲景《伤寒论》的雏形《汤液经法》，此论大有失于偏颇。其理、法、方、药则宗于"《素问》《九卷》《八十一难》

《阴阳大论》”及《神农本草经》《汤液经法》等古医籍是毋庸置疑的。

在《汉书·艺文志·方技略》中载有"医经七家""经方十一家"，经方中有《汤液经法》等古医籍。可以想象仲景是见到上述诸书的。据敦煌医学文献陶弘景《辅行诀脏腑用药法要》所云："依《神农本草经》及《桐君采药录》上、中、下三品之药，凡三百六十五味，以应周天之度，四时八节之气。商有圣相伊尹，撰《汤液经法》三卷，为方亦三百六十五首……实万代医家之规范，苍生护命之大宝也。今捡录寻常情需用者六十首，备山中预防灾疾之用耳。捡用诸药之要者，可默契经方之旨焉。"进一步说明了仲景《伤寒杂病论》方药知识的渊源。又云："外感天行经方之治，有二旦、四神、大小等汤。昔南阳张机，依此诸方，撰为《伤寒论》一部，疗治明悉，后学咸尊奉之。"至于张仲景方剂命名，不用二旦、四神之名，陶弘景认为："张机撰《伤寒论》，避道家之称，故其方皆非正名，但以某药名之，亦推主为识之义耳。"如："建中补脾汤"更名为"小建中汤"；"小阳旦汤"更名为"桂枝汤"；"大阴旦汤"更名为"小柴胡汤"；"小青龙汤"更名为"麻黄汤"；"大青龙汤"更名为"小青龙汤"。非但医圣张仲景，神医华佗辈的方药知识亦源于《汤液经法》，陶弘景在《辅行诀脏腑用药法要》中，称"诸名医辈，张机、卫汜、华元化、吴普、支法师、葛稚川、范将军等，皆当代名贤，咸师式此《汤液经法》，悯救疾苦，造福含灵，其间增减，虽名擅新异，似乱旧经，而其旨趣，仍方圆于规矩也。"《汤液经法》在汉代是与《内经》并行于世的古医籍，是古代医家医疗经验的积累，它同《内经》冠以黄帝、《本草经》冠以神农一样，而《汤液经法》的作者则成了发明汤剂的商代贤相伊尹了。但遗憾的是，这样一部与《内经》《难经》《本草经》《伤寒杂病论》《脉经》一起构筑了古代中医理论体系的经典著作，与《汉书·

艺文志·方技略》中的"医经七家""经方十一家"中的大部分
著作一样，湮灭于东汉及其后的战事之中了。

二

　　《伤寒论》本名《伤寒杂病论》，何时分为两部？王焘在
《外台秘要》中称"仲景之书，一而已矣，判为要略者，盖自王
叔和始"。就是通常讲的《伤寒杂病论》，约成书于公元 3 世纪初
（200～210 年），书成后值汉末时期，战争纷起，以致佚失不全，
后经晋太医令王叔和将该书伤寒部分进行了收集，整理编次，至
宋代复经林亿等加以校正，方以 397 条 113 方而传于今。而明·
徐镕则认为"宋时才分伤寒、金匮要略为二书"。总之，无论分
于晋还是分于宋，都是汉末仲景以后的事。宋·孙奇、林亿等在
《金匮要略方论》序中云："张仲景为《伤寒杂病论》合十六卷，
今世但传《伤寒论》十卷，杂病未见其书，或于诸家方中载其一
二矣。翰林学士王洙在馆阁日，于蠹简中得仲景《金匮玉函要略
方》三卷：上则辨伤寒，中则论杂病，下则载其方，并疗妇人，
乃录而传之士流，才数家耳。尝以对方证对者，施之于人，其效
若神。然而或有证而无方，或有方而无证，救疾治病其有未备。
国家诏儒臣校正医书，臣奇先核定《伤寒论》，次校定《金匮玉
函经》，今又校成此书，仍以逐方次于证候之下，使仓卒之际，
便于检用也。又采散在诸家之方，附于逐篇之末，以广其法。以
其伤寒文多节略，故断自杂病以下，终于饮食禁忌，凡二十五
篇，除重复合二百六十二方。勒成上、中、下三卷，依旧名曰
《金匮方论》。"从此段序文中可知，林亿等所校医书三部，即
《伤寒论》《金匮玉函经》《金匮要略方论》。因已有单行本《伤
寒论》，故在校《金匮玉函要略方》时将伤寒部分节略，而成
《金匮要略方论》。

　　从上述序文中可知，另外尚有《伤寒论》的别本，即孙奇等

在《金匮要略方论》序中所言及的"次校定《金匮玉函经》"。高保衡、孙奇、林亿等在校刻的序文中说:"《金匮玉函经》,与《伤寒论》同体而别名,欲人互相检阅,而为表里,以防后世之亡逸,其济人之心,不已深乎!细考前后,乃王叔和撰次之书。缘仲景有金匮录,故以金匮玉函名,取宝而藏之之义也……其文理或有与伤寒论不同者,然其意义,皆通圣贤之法,不敢臆断,故并两存之,凡八卷,依次旧目,总二十九篇,一百一十五方。"该书的流行本不多,目前仅能得见清康熙末年何焯以宋钞本授上海陈世杰的雕版本。陈世杰序曰:"《金匮玉函经》八卷,汉张仲景论著,晋王叔和所撰次也。其标题盖后人所加,取珍秘之意。"因书名和《金匮玉函要略方》很近似,所以宋朝晁公武的《郡斋读书志》,马端临的《文献通考》,明朝徐镕序《要略》时,都把它们混为一谈了。是否真出于王叔和,其中的问题还多,据任应秋先生考证,《金匮玉函经》和《伤寒论》不同的地方,主要是:①没有仲景自序;②没有伤寒例;③有辨脉,无平脉;④第一卷有证治总例;⑤第七卷有方药炮制;⑥痉湿暍篇列在辨脉的前面;⑦厥利呕哕篇和厥阴篇分列成两篇;⑧可不可等篇,除汗吐下外,增加了可温、不可火、可火、不可灸、可灸、不可刺、可刺、不可水、可水、热病阴阳交并生死证十篇。证治总例的内容,大体与《千金方》治病略例、诊候等篇相类似,不仅篇中有引用张仲景的话,说明不是仲景的作品,而且篇中有"地水风火,和合成人,一气不调,百一病生,四神动作,四百四病,同时俱起"等佛经上的话,它的产生年代,可能还在魏晋以后。五版教材《伤寒论讲义》中有"本云《玉函经》作本方",文中的《玉函经》即《金匮玉函经》,即《伤寒论》别本,非杂病部分的《金匮要略方论》。

三

《金匮要略》的内容，原书共 25 篇，首篇《脏腑经络先后病脉证》篇，属于总论性质，对疾病的病因病机、预防、诊断、治疗等方面，都以例言的形式，做了原则性的提示，故在全书中具有纲领性的意义。第二篇至第十七篇属于内科范围的疾病。第十八篇属于外科疾病。第十九篇将不便归类的几种疾病合为一篇。第二十至二十二篇，专论妇产科疾病。最后 3 篇为杂疗方和食物禁忌。前 22 篇中，包括 40 多种疾病，共载方剂 205 首（其中 4首只列方名而未载药味），是传世的经方部分。第二十三篇方剂23 首；第二十四篇 21 首；第二十五篇 14 首，于是 25 篇中共计载方 262 首。此即《金匮要略方论》序中"凡二十五篇，除重复合二百六十二方"之谓也。在治法方面，除使用药物外，还采用了针灸和饮食调养，并重视加强护理。在剂型方面，既有汤、丸、散、酒的内服药剂，又有熏、洗、坐、敷等外治药剂。

《金匮要略方论》是张仲景所著《伤寒杂病论》的杂病部分，也是我国现存最早的一部诊治杂病的专书。书名《金匮要略方论》，表明本书内容精要，价值珍贵，应当慎重保藏之意。由于本书在理论上和临床实践上都具有较高的指导意义和实用价值，对于后世临床医学的发展有着重大的贡献和深远的影响，所以古今医家都对此书推崇备至，赞誉其为方书之祖、医方之经，治疗杂病的典范。如：《注解伤寒论》序称"医之道源自炎黄，以至神之妙，始兴经方"，"以仲景方一部，为众方之祖"；李东垣、张易水称"仲景药为万世法，号群方之祖，治杂病若神"；清·尤怡在《金匮要略心典》序中称"《金匮要略》者，汉·张仲景所著，为医方之祖，而治杂病之宗也"。

《金匮要略》原书早已佚失，到了宋代才经林亿等校对，其中残缺错误之处仍多，较《伤寒论》尤为难读。所以历代注《伤寒论》者不下百数十家，而注《金匮要略》者仅数十家。其编注方式，有的是根据原文逐条注释的，如清代官定的《医宗金鉴》，尤在泾的《金匮要略心典》等；有的是在自己的著作中引用《金匮要略》条文或方剂的，如喻嘉言的《医门法律》，张路玉的《张氏医通》等；有的是集各家注解加以译注的，如日本丹波元简的《金匮玉函要略辑义》等。至今全国统编中医教材《金匮要略讲义》有六版之多。其治《金匮要略》的方法：多根据现有水平加以继承整理，对目前难于理解的问题，可以阙疑，不必强释，以免有失原义，或作"附录"，慎重保留，以供进一步研究；另一方面在切实掌握其内容的基础上，适当参考历代有关医家的注释和内伤杂病的重要文献，以及有关应用原书理法方药的医案，从中进行探讨，以弥补原书之不足；此外，尚吸取现代科学研究成果，加以补充和发展，从而使该书在临床实践中发挥更大的作用。

　　统观《金匮要略》原著，从整体观念出发，根据脏腑经络学说，对疾病的病因、病机及临床理法方药都有详略不同的论述，阐明了病与证相结合的辨证和治疗方法，为中医学奠定治疗杂病的基础。直到今天，原著仍然有效地指导着医疗实践，具有很大的生命力和发展前途。故而笔者认为，鉴于经方应用之广泛，内容之丰富，治《金匮要略》同治《伤寒论》一样有着重要的现实意义。

　　"勤求古训，博采众方"，是医圣仲景成才之路，此当为研岐黄之书者奉为圭臬。"书宜多读，谓博览群书，可以长见识也，第要有根柢，根柢者何？即《灵枢》《素问》《神农本草》《难经》《金匮》、仲景《伤寒论》是也。"此清·程芝田《医法心传·读书先要根》中之语。柢，树木之根，有根柢即有根底，根深柢固也，医学之根柢即今天所讲的要有四大经典之根基也。当然研医学经典著作不是"厚古薄今"，对此历代先贤尚有真知卓识。清·刘奎称："无岐黄而根底不植，无仲景而法方不立，无诸名家而千病万端药证不备。"清·俞震认为："专读仲景书，不读后贤书，譬之井田封建，周礼周官，不可以治汉唐之天下也。仅读后贤书，不读仲景书，譬之五言七律，昆体宫词，不可以代三百之雅颂也。"故而今天治经方，旨在弘扬古代医学精华，汲取今人之成果，借鉴古今，临证通变，提高临床疗效，是我们当代医家的重要使命。

20 世纪 70 年代初，余请师兄王树春先生以魏碑体书民国医学大家张锡纯语以自励：

广搜群籍撷其精，参以西学择其粹。

柳少逸

2014 年 5 月 30 日

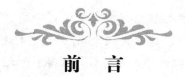

前　言

　　《伤寒论》是一部阐述多种外感疾病及杂病辨证论治的专著，为东汉张仲景所著。张仲景，东汉南阳郡涅阳人，约生活于公元 150～219 年。汉书无传，唐《名医录》有"南阳人，名机，仲景乃其字也。举孝廉官至长沙太守，始受术于同郡张伯祖。时人言，识用精微过其师。所著论，其言精而奥，其法简而详，非浅闻寡见所能及"的记载。《伤寒论》为祖国医学四大经典著作之一，原著名《伤寒杂病论》，亦称《伤寒卒病论》，考"卒"乃"杂"之误。全书分伤寒和杂病两部分，约成书于公元 200～216 年间。由于汉末战争纷起，以至原书十六卷散失不全。至公元 256～316 年，经晋·王叔和将原书的伤寒部分进行收集、整理、编次，而成《伤寒论》。至宋代复经林亿等加以校正。全书共十卷，凡十二篇，三百九十七条，一百一十三方，用药八十七味。

　　张仲景在《伤寒论》序中云："感往昔之沦丧，伤横夭之莫救，乃勤求古训，博采众方，撰用《素问》《九卷》《八十一难》《阴阳大论》《胎胪药录》，并平脉辨证，为《伤寒杂病论》，合十六卷。"由此可见，张仲景在《内经》《难经》的基础上，总结了汉代以前的医学成就，并以其临床经验，根据《素问·热论》的六经分证，创造性地把外感疾病错综复杂的证候总结成为六经辨证，严密而有效地将理、法、方、药一线贯穿，有效地指导着外感疾病及其他杂病的辨证论治，从而奠定了辨证论治的基础，为后世医学的发展做出极其重要的贡献，清·张璐称"伤寒诸方，为古今方书之祖"。故而被后世称为"医圣""经方之祖"。对此，元·罗天益在《卫生宝鉴》中有"昔在圣人，垂好生之德，著《本草》、作《内经》，仲景遵而行之以立方，号群方之祖。后之学者，以仲景之心为心，庶得制方之旨"的盛誉。

《伤寒论》主论风寒，兼论杂病，是通过伤寒与杂病的具体事实，而阐述它的辨证论治体系，即伤寒与杂病共论的辨证方法，此即柯韵伯所说："盖伤寒之外皆杂病，病不能脱六经，故立六经而分司之。"历代医家对《伤寒论》六经辨证的认识，总起来从脏腑、经络、气化、部位等方面的解释方法，虽各有发挥，但亦各有其片面性，"扶阳气""存阴液"是《伤寒论》六经辨证的核心，是以祛邪与扶正两大法门来实施的。因此只有从临床实践出发，把六经辨证分类的脏腑、经络、气化等有机结合起来，进行研究，才能阐发出《伤寒论》"六经"原旨。同时，只有结合临床实践，参以现代研究成果，进行多学科、多方位的综合研究，才能继往开来，拓展《伤寒论》博大精深的辨证论治体系和辨证法思想。

《潜夫论》云："凡治病者，必先知脉之虚实，气之所结，然后为之方。"此约言方者，药方也。《诗·大雅》云："万邦之方，下民之王。"毛传注云："方，则也。"《易·系辞》云："方以类聚，物以群分。"孔颖达疏云："方，道也。方谓法术性行。"故广而言之，方者，法度、准则也，又义理、道理也。明·李士材《伤寒括要》有"方者，定而不可易者也；法者，活而不可拘者也。非法无以善其方，非方无以疗其症"的论述。清·吴谦《医宗金鉴》尚有"方者一定之法，法者不定之方也。古人之方即古人之法寓焉。立一方，必有一方之精意存于其中，不求其精意，而徒执其方，是执方而昧法也"的记载。故"方因法立，法就方施"，乃仲景组方之内涵。从而印证了方剂学是阐明治法与方剂基本知识以及临床应用规律的一门基础学科。

"方有膏、丹、丸、散、煎、饮、汤、渍之名，各有取义。

膏取其润，丹取其灵，丸取其缓，散取其急，煎取其下达，饮取其中和，汤取其味，以涤荡邪气，渍取其气，以留连病所。"仲景立方定法，开古今之医门先河，变化无穷。他如《伤寒论》中有众多剂型、服药法和服药时间，仍当尊之，不可率意弃之。对此，清·张睿《医学阶梯》中有"仲景用药，尽得岐伯心法，不在词语，而在用意，意到法到，法到则方无所不到，故往往有时拘汤而用者，有时散药而行之，有时随意数味而成方者，有时一定几味而成剂者，有时不在药而在分两者，有时不重汤而重引者，有时不重汤引而重煎煮者，有时一服不应以致数服者，有时本剂误服而以他剂救之者，有时凉药而热饮者，有时热药而冷投者，有时因药而取名者，有时因名而取义者，而心方心法，搜求莫尽"的精辟记述。是故，《伤寒论》一百一十三方，"药方也"；论中三百九十七法，乃"则也""道也"。临证所用，当"参用所病之源以为其制耳"。

《医宗己任编》尝云："夫立方各有其旨，用方必求其当。"此乃余编著《伤寒方证便览》之意也。以证统方，以方类证，方证结合，有法则，有案例，一览仲景方治今病之精要。其用于治疗现代医学之疾病时，应辨病与辨证相结合，凡具备该方证的相应病机，无论何病，均可应用，此乃"同病异治""异病同治"之法则也。如：桂枝汤可广泛应用于现代医学众多疾病中，其使用原则，只要具有桂枝汤证——营卫失和之病机者，皆可应用。也正如清·吴仪洛所云："夫医学之要，莫先于明理，其次则在辨证，其次则在用药。理不明，证于何辨，证不辨，药于何用？"故而伤寒等经方的应用，重在辨证明理。

医案，《史记》中称为"诊籍"，是医者诊治疾病的真实记录。明人有"医之有案，如奕者之谱，可按而复也"的形象比喻。清·陆九芝在《世补斋医书》中尝云："案者，断也，必能断，乃可云案；方者，法也，必有法，乃可云方。"由此可见，一篇好的医案，当见其辨证之缜密，理法方药之精当，示人以触类旁通、举一反三之法门。

余宗清·吴谦"著书立论，必须躬亲体验，真知灼见，方有济于用"之论，故发皇仲景旨意，融会新知，附以验案，而成斯书，意在临床识方、认证、立法、用药之便览也。

柳少逸

2014 年 5 月 30 日

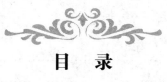

目 录

第一章　太阳病证治

一、提纲

[原文] 太阳之为病，脉浮，头项强痛而恶寒。（1）

[按语] 柯琴云："观五经提纲，皆指内证，惟太阳提纲，为寒邪伤表立。"又云："凡言太阳病者，必据此条脉证。"尤在泾云："人身十二经络，本相联贯，而各有畔界，是以邪气之中，必各有所见之证与可据之脉。仲景首定太阳脉证曰：脉浮、头项强痛、恶寒。盖太阳居三阳之表，而其脉上额交巅，入络脑，还出别下项，故其初病，无论中风伤寒，其脉证如是也。"由此可见该条乃表证共有证候，故立为太阳病提纲。亦即《素问·热论》所云："伤寒一日，巨阳受之，故头项痛，腰脊强。"

二、太阳病经证

1. 表虚证

[原文] 太阳病，发热，汗出，恶风①，脉缓者，名为中风。（2）

[词解] ①恶风：实为恶寒之轻者，即遇风则恶，无风则安。

[按语] 徐大椿云："此太阳中风之脉证，非杂病经络脏腑伤残之中风耳。"风邪犯表，正邪交争于肌表，故发热、恶风；风邪伤正，卫外失守，营内失司，故汗出、脉缓。在太阳病中，营卫失调之证，仲景名之曰中风，而称之为表虚证。脉缓乃与紧相对而言，非"脉来看息缓，一息四至"之缓脉。汗自出为太阳中

风的辨证要点。

桂枝汤（太阳病中风证）

[原文] 太阳中风，阳浮而阴弱①，阳浮者，热自发，阴弱者，汗自出，啬啬恶寒②，淅淅恶风③，翕翕发热④，鼻鸣干呕者，桂枝汤主之。（12）

太阳病，头痛，发热，汗出，恶风，桂枝汤主之。（13）

[方药] 桂枝汤方

桂枝三两（去皮）　芍药三两　甘草二两（炙）　生姜三两（切）　大枣十二枚（擘）

上五味，㕮咀⑤三味，以水七升，微火煮取三升，去滓，适寒温，服一升。服已须臾，啜⑥热稀粥一升余，以助药力。温覆⑦令一时许，遍身漐漐微似有汗⑧者益佳，不可令如水流漓，病必不除。若一服汗出病差，停后服，不必尽剂。若不汗，更服依前法。又不汗，后服小促其间⑨，半日许令三服尽。若病重者，一日一夜服，周时⑩观之。服一剂尽，病证犹在者，更作服，若汗不出，乃服至二三剂。禁生冷、黏滑、肉面、五辛⑪、酒酪、臭恶等物。

[词解]

①阳浮而阴弱：指脉象浮缓。

②啬啬恶寒：畏缩怕冷之状。

③淅淅恶风：不禁风寒之状。

④翕翕发热：形容如羽毛覆盖之温和发热之状。

⑤㕮咀：碎成小块。

⑥啜：大口饮也。

⑦温覆：加盖衣被取暖以助发汗。

⑧漐漐微似有汗：汗出极微。

⑨小促其间：适当缩短服药时间。

⑩周时：一昼夜24小时。

⑪五辛：《本草纲目》以小蒜、大蒜、韭、芸薹、胡荽为五辛。

[**按语**] 此乃太阳中风证的病理及证治，法当解肌祛风，调和营卫。

腠理不固，风寒外袭，营卫失调致上证。经曰："辛甘发散为阳。"故成无己有"桂枝汤辛甘之剂也"的论述。桂枝汤是《伤寒论》第一方，以桂枝为主药而得名，由桂枝甘草汤、芍药甘草汤，加姜枣而成。《黄帝内经》（以下简称《内经》）云："风淫所胜，平以辛凉，佐以甘苦，以甘缓之，以酸泻之。"以桂枝甘草汤辛甘化阳，芍药甘草汤酸甘化阴之功，姜枣具酸甘辛味，而和营卫。诸药合用，共奏解肌祛风、调和营卫之效。故而《金镜内台方议》有"用桂枝为君，以散邪气而固卫气；桂枝味辛甘性热，而能散风寒，温卫气，是辛甘发散为阳之义也；芍药味酸性寒，能行荣气，退热，理身痛，用之为臣；甘草、大枣味甘而性和，能谐荣卫之气而通脾胃之津，用之为佐；姜味辛性温，而能散邪佐气，用之为使"之精析。啜粥，温覆以助药力，既益汗源，又防伤正，乃相得益彰之功。

桂枝汤为伤寒第一方，除治疗感冒恶风发热汗出外，尚可加减治疗诸多杂病。如《伤寒论方医案选编》用以治疗"多汗、夏天须穿棉衣、下利、缩阳、阴冷、皮肤瘙痒、慢性疮疡、过敏性鼻炎、慢性眼病、妊娠反应"诸症。《古方今鉴》云："本方适用于平素体虚，表虚而感冒者，亦可加减而用于一般虚证杂病，即神经病、风湿、头痛，以及因寒冷而致之腹痛、神经衰弱、阳痿、遗精等。"而之前出版的《经方研究》则总结了桂枝汤临证二十二条之多，可见桂枝汤不仅是伤寒第一方，而且在治疗杂病中亦占有非常重要的地位。笔者临床所验，凡一切虚寒性疾病均可用此方加减治疗。如：风湿、类风湿疾患而属虚寒者，虚寒性头、腹、四肢等疼痛，阳痿、滑精、遗尿等，均可取得理想疗效。

现代研究表明，桂枝汤有解热、消炎、解痉、镇痛、镇静、抗过敏、改善心血管、增强血液循环等作用。同时也证明了桂枝汤具有双向调节作用，表现在对体温、汗液排泄、心率、血压、大肠排泄功能等众多生理、病理变化的调整上。故而临床上广泛应用于无名低热、顽固性自汗、慢性功能性腹泻、虚寒性胃痛、血管性头痛、关节痛、原发性坐骨神经痛、面神经麻痹、荨麻疹、皮肤瘙痒症、妊娠恶阻、过敏性鼻炎等。

[备考原文]

太阳病，初服桂枝汤，反烦不解者，先刺风池、风府，却与桂枝汤则愈。（24）

太阳病，外证未解，脉浮弱者，当以汗解，宜桂枝汤。（42）

伤寒发汗已解，半日许复烦，脉浮数者，可更发汗，宜桂枝汤。（57）

太阳病，外证未解，不可下也，下之为逆。欲解外者，宜桂枝汤。（44）

太阳病，先发汗不解，而复下之，脉浮者不愈，浮为在外，而反下之，故令不愈。今脉浮，故在外，当须解外则愈，宜桂枝汤。（45）

伤寒不大便六七日，头痛有热者，与承气汤。其小便清者，知不在里，仍在表也，当须发汗。若头痛者，必衄，宜桂枝汤。（56）

太阳病，下之后，其气上冲者，可与桂枝汤，方用前法；若不上冲者，不得与之。（15）

病常自汗出者，此为荣气和。荣气和者，外不谐，以卫气不共荣气谐和故尔。以荣行脉中，卫行脉外，复发其汗，荣卫和则愈，宜桂枝汤。（53）

病人脏无他病，时发热自汗出而不愈者，此卫气不和也。先

其时发汗则愈。宜桂枝汤。(54)

伤寒，医下之，续得下利，清谷不止，身疼痛者，急当救里；后身疼痛，清便自调者，急当救表。救里宜四逆汤，救表宜桂枝汤。(91)

太阳病，发热、汗出者，此为荣弱卫强，故使汗出。欲救邪风者，宜桂枝汤。(95)

伤寒大下后，复发汗，心下痞，恶寒者，表未解也。不可攻痞，当先解表，表解乃可攻痞，解表宜桂枝汤，攻痞宜大黄黄连泻心汤。(164)

病人烦热，汗出则解，又如疟状。日晡所发热者，属阳明也。脉实者，宜下之；脉浮虚者，宜发汗。下之与大承气汤；发汗宜桂枝汤。(240)

太阴病，脉浮者，可发汗，宜桂枝汤。(276)

吐利止而身痛不休者，当消息和解其外，宜桂枝汤小和之。(387)

[按语] 成无己云："阳旦，桂枝汤之别名也。"《千金要方》《外台秘要》之阳旦汤，为桂枝汤加黄芩。张璐在《张氏医通》十六卷"祖方"中称："阴霾四塞，非平旦之气无以开启阳和。桂枝汤原名阳旦，开启阳邪之药也。《千金》于中加入黄芩之苦寒性轻，以治冬温在表之邪热，仍以阳旦称之。若兼夹寒食，再加干姜之辛温散结，以治中土之停滞，遂因之曰阴旦。"敦煌医学文献陶弘景《辅行诀脏腑用药法要》云："依《神农本草经》《桐君采药录》……商有圣相伊尹，撰《汤液经法》……昔南阳张机，依此诸方，撰为《伤寒杂病论》一部……张机撰《伤寒论》，避道家之称，故其方皆非正名，但以某药名之，亦推主为识之义耳。"此即仲景不用"二旦""六神"等道家色彩方名之由也。桂枝汤由《汤液经法》中之"小阳旦汤"更名而成，主治"天行病发热、自汗出而恶风、鼻鸣、干呕者"。陶氏并云："阳

旦者，升阳之方，以黄芪为主；阴旦者，扶阴之方，以柴胡为主；青龙者，宣发之方，以麻黄为主；白虎者，收重之方，以石膏为主；朱雀者，清滋之方，以鸡子黄为主；玄武者，温渗之方，以附子为主；补寒之方，以人参为主；泻通之方，以大黄为主。此八方者，为六合、八正之正精，升降阴阳，交互金木，既济水火，乃神明之剂也。""六合"，又称"六神""六兽"，即青龙、朱雀、勾陈、腾蛇、白虎、玄武，乃道学、易学之用语及用典也。腾蛇，即古籍所云能飞之蛇；勾陈，星官名，泛指北极或北斗。而《汤液经法》中之"大阳旦汤"，仲景则去人参，更名曰"黄芪建中汤"。

[验案]

伤风案

余尝于某年夏，治一同乡杨兆彭病。先其人畏热，启窗而卧，周身热汗淋漓，风来适体，乃睡去，夜汗，觉冷，覆被再睡，其冷不减，反加甚。次日诊之，病者头有汗，手足心有汗，背汗不多，周身汗亦不多。

当予桂枝汤原方：桂枝 10g，白芍 10g，甘草 3g，生姜 3 片，大枣 3 枚。

又次日，未请复诊。后以他病来乞治，曰："前次服药后，汗出不少，病遂告瘥。药力何其峻也?"然安知此方吾之轻剂乎?（曹颖甫《经方实验录》）

肺心病案

衣某，男，62 岁。患咳喘病三十余年，曾在栖霞县医院诊为"肺心病"。每因外感风寒而加剧。三天前因感寒而发。症见发热泛恶，咳吐多量泡沫痰，自汗项强，心悸短气，胸闷不舒，唇绀肢凉，纳呆不馨，口淡不渴，体温 37.5℃。便溏尿少，舌淡，畔印痕，苔白滑，脉细数。延请蒙师牟永昌公诊治。

证属营卫失和，脾肾阳虚，而成痰饮，水气凌心而发。治宜调和营卫，温阳化饮。予以桂枝汤合五苓散加味：桂枝12g，白芍12g，炙甘草10g，茯苓12g，猪苓10g，炒白术12g，泽泻10g，五味子10g，生姜、大枣各10g引。水煎服，稀粥温服。

服方3剂，恶风、自汗、喘咳、心悸均减。守方12剂，诸症悉除，唯劳作时心动悸，胸闷气短。嘱服金匮肾气丸以善后。（《牟永昌诊籍纂论》）

类风湿关节炎案

顾某，男，27岁。周身关节疼痛两年，游走不定，足跟肿大，行走不便，双下肢有红斑结节，伴发热，午后加剧，汗出恶风，舌质淡红，苔白而腻，脉浮数。血沉108mm/h，类风湿因子阳性，诊断为类风湿关节炎。

方以桂枝汤加味：桂枝10g，白芍20g，甘草10g，生姜7.5g，黄柏15g，苍术15g，茵陈20g。水煎服。

服药6剂，热退痛减。守方继服15剂，寒热已止，诸症悉除，实验室检查一切正常。（《国医论坛》第一期）

低热案

患者女性，35岁。一月前因流产行刮宫术，失血甚多，头昏心悸，体倦。旬日来形寒恶风，动辄自汗，汗后恶风益甚，天明热退时更是大汗淋漓。头昏、心慌、疲倦、面色无华。脉浮取虚大，重按缓弱，舌淡苔白。

由失血伤阴营弱导致营卫失调，桂枝汤原方加黄芪30g，当归6g，炒枣仁12g，五味子3g。

服药后，当夜即得熟睡。续服1剂，自汗、恶风显著减轻，体温降至正常，隔日复诊，继予人参养营汤加减，服药旬日而愈。（《柳吉忱医疗经验集》）

窦性心动过缓案

姜某，男，23岁。客冬感冒风寒，愈后仍感胸闷心悸气短，动则自汗，劳作后则剧。心电图示：窦性心动过缓，心率 46 次/分。延余诊治。查面色少华，神疲乏力，懒气少语，纳食不馨，舌体胖，质淡红，苔白薄，脉迟缓。

证属化源不足，营卫失和，元气失充，心脉失濡，而致心痹。此即《素问·痹论》"心痹者，脉不通"之谓也。故予以桂枝汤加味：桂枝 12g，白芍 12g，炙甘草 10g，制附子 10g，黄芪 15g，黄精 12g，丹参 20g，川芎 6g，鹿角片 10g，生姜 3 片，大枣 3 枚。水煎服。

5 剂后，病证大减。继服 10 剂，诸症若失，心率 60 次/分左右。上方减附子、川芎，加肉桂 6g。又 10 剂欣然相告诸症悉除，神充体健。（《柳少逸医案》）

2. 表虚兼证

（1）桂枝加葛根汤（兼项背强几几证）

[**原文**] 太阳病，项背强几几①，反汗出恶风者，桂枝加葛根汤主之。（14）

[**方药**] 桂枝加葛根汤

葛根四两　桂枝二两（去皮）　芍药二两　生姜三两（切）
甘草二两（炙）　大枣十二枚（擘）　麻黄三两（去节）

上七味，以水一斗，先煮麻黄、葛根，减二升，去上沫，内诸药，煮取三升，去滓。温服一升。覆取微似汗，不须啜粥，余如桂枝法将息②及禁忌。

[**词解**]

①项背强几几：项背拘紧，俯仰不能自如之状。

②将息：调理休息，指服药后的护理方法。

[**按语**] 此乃太阳中风兼太阳经气不舒证的证治，法当解肌祛风，升津舒经。

太阳中风，增项背强几几一证，是风邪侵入太阳经输（项背为太阳经脉循行的部位），致经气不舒，阻滞津液不能敷布，经脉失濡，则见项背拘急不能自如俯仰之证。据《神农本草经》载"葛根能起阴气"，《本草求真》云"葛根辛甘性平，轻扬升发，开腠解肌"，故葛根有缓解项背肌肉挛急之功，而散经输之邪。诸药合用共奏解肌祛风、升津舒筋之效。正如许宏所云："葛根性平，能祛风邪，解肌表，以此用之为使；而佐桂枝汤之用，以救邪风之盛行于肌表也。"

宋本《伤寒论》及成无己本该方中有麻黄，而《玉函经》方中无麻黄，据"汗出恶风"文，桂枝加葛根汤，当是桂枝汤加葛根，而不必用麻黄。

桂枝加葛根汤与葛根汤、栝楼桂枝汤均有项背强急和太阳表证。病机均为太阳经气不舒，经脉失于濡养。而葛根汤是风寒袭表兼太阳经气不舒，其本是太阳伤寒证；桂枝加葛根汤是风邪袭表兼太阳经气不舒，其本是太阳中风证；栝楼桂枝汤主治柔痉，亦有太阳中风证，但其身体强，背反强，乃风淫于外，津伤于内，故主以栝楼根滋养阴津，而冠其名。故而三方证之异同当别之。

本方临证应用亦较广泛，近代医家用以治感冒项强外，尚用于治疗头痛、胃痛、落枕、重症肌无力、眩晕、慢性多发性肌炎。《浙江中医杂志》1988 年第 2 期载张振东介绍用以治僵人综合征，取得了良好的效果。笔者临证经验，本方尤长于治疗颈肩部疾患。如风湿性、类风湿性关节炎之颈肩部疼痛、肌紧张，外伤性颈肩痛、增生性颈椎综合征，以及落枕、劳损等，加味用之，疗效尚佳。

鉴于桂枝汤有解热、发汗、抗病毒、抗炎、镇痛、抗敏作用，葛根有解热、扩张血管、降血压、改善脑循环及心肌功能作用，且葛根在中医临床中又为治项背强急疼痛之药，故而可应用于现代医学之感冒、头痛、肌肉及骨关节炎、颈椎病、落枕、痉挛性斜颈、中风后遗症等而具桂枝加葛根汤证者。另外尚有用治痢疾、急性肠炎初起者。

[验案]

细菌性痢疾案

闫某，男，21 岁。因食生果蔬，遂腹部不适，继而发热，腹痛泻，大便先为稀便，倏尔为脓血样便，日十数次，且伴里急后重。全腹压痛，以下腹为著。肛门灼热，小便短赤。舌苔腻微黄，脉滑数。

盖因误食不洁之物，酿成湿热之毒，熏灼肠道，腑气阻滞而为痢疾。治宜和营卫，调气血，清热解毒。予以桂枝加葛根汤合紫榆萹草饮：桂枝 12g，白芍 20g，葛根 20g，生甘草 10g，地榆 20g，紫参 20g，萹草 15g，生姜、大枣各 10g。水煎服。

3 剂后，腹痛腹泻大减。继服 3 剂，诸症悉除。（《柳少逸医案》）

痉病案

臧某，34 岁。1993 年 12 月 26 日初诊。时值寒冬，因汗出冒风，遂发头痛，恶寒发热，项背强直，颈不可转侧，肢体酸重。舌苔白腻，脉浮紧。

证属外感风寒，邪犯太阳，经脉凝滞，营卫失和，筋脉失濡，而发痉病。治宜调和营卫，布津舒经，濡养筋脉。师桂枝加葛根汤化裁：桂枝 12g，芍药 15g，葛根 20g，羌活 10g，白芷 10g，地龙 10g，炙甘草 10g，生姜 10g，大枣 10g。水煎服。

3 剂头痛、项强悉除，递进 5 剂痉可。（《柳少逸医案》）

重症肌无力案

赵某，女，6 岁。其父代诉，患儿于三月前外出途中，因受风寒，当晚发热，三日热退后，遂发现双眼睑下垂，经省、地等医院检查诊为"重症肌无力"。经西医治疗，仅有短暂之效，须臾复垂，且逐渐加剧。患儿发育一般，舌脉未见明显异常，唯形气较弱。只见患儿每有仰头视物的姿态，偶或为了瞻视而以手指将眼皮扶起。

以补中益气汤加味治之，煎服 3 剂，毫无结果。细思眼睑乃足太阳膀胱经脉所起之处，患儿初因感受风邪，伤于太阳之处，遂致太阳经输不利，经气不振，故使眼睑下垂，根据中医经络学说，用通阳疏络、调和营卫之法。以桂枝加葛根汤治之。处方：桂枝 9g，炒白芍 9g，炙甘草 6g，葛根 10g，枳壳 15g，防风 5g，生姜 3 片，大枣 3 枚。水煎服，日 1 剂，连服 3 天。

3 剂后，下垂之眼睑明显好转，已能平目视物。因正气较弱，故于原方中加黄芪 10g，以复其正气。隔日 1 剂，再服 3 剂，半月后其父前来告知，患儿眼睑完好如前。经 1 年随访，未见复发。［山西中医，1987，（4）：35］

（2）桂枝加厚朴杏子汤（兼喘证）

［原文］喘家①作，桂枝汤加厚朴、杏子佳。（18）

太阳病，下之微喘者，表未解故也，桂枝加厚朴、杏子汤主之。（43）

［方药］桂枝加厚朴杏子汤方

桂枝三两（去皮） 甘草二两（炙） 生姜三两（切） 芍药三两 大枣十二枚（擘） 厚朴二两（炙，去皮） 杏仁五十枚（去皮尖）

上七味，以水七升，微火煮取三升，去滓。温服一升，覆取微似汗。

［词解］①喘家：素有喘息的病人。

［按语］此乃外感风寒引发宿喘的证治，法当解肌祛风，降气定喘。

第 18 条原文，乃宿有喘病而患太阳中风的证治，因外感风寒引发宿疾喘息，以桂枝汤解肌祛风，加厚朴、杏仁降气平喘、化痰导滞，此为表里兼治之方。43 条原文，示以太阳病误下，引起微喘的治法。太阳病当发汗解表，误用下法致肺气上逆致喘，尤在泾在《伤寒贯珠集》中认为此"太阳误下，无结胸、下利诸变，而但微喘，知其里未受病，而其表犹未解，胸中之气，为之不利也。故与桂枝汤解表散邪，加厚朴、杏仁下气定喘"。诸药合用，共奏解肌祛风、降气定喘之功。

《实用经方集成》认为：桂枝加厚朴杏子汤与麻黄汤、麻杏石甘汤、小青龙汤均为治喘之要剂。但麻黄汤证之喘是伤寒表实证，风寒犯肺而喘，属实；麻杏石甘汤证之喘是太阳病下后，邪热壅肺之热喘；本方证之喘为中风表虚证，素有喘疾或误下后肺气上逆而喘；而小青龙汤则用于内饮外寒之喘证，为解表涤饮、表里双解之良剂。

本方以桂枝汤加镇咳平喘之杏仁、宽胸导滞之厚朴，多用于咳嗽、哮喘及冠心病而见胸阳不振、痰瘀阻遏者。

[验案]

喘证案

戊申正月，有一武弁在仪真，为张遇所虏，日夕置于舟䑓板下，不胜踣伏，后数日得脱，因饱食，解衣以自快，次日遂作伤寒。医者以因饱食伤，而下之。一医以解衣中邪，而汗。杂治数日，渐觉昏困，上喘息高。予诊之曰：太阳病，下之，表未解，微喘者，桂枝加厚朴杏子汤，此仲景法也。一投而喘定，再投而漐漐汗出，至晚，身凉而脉已和矣。（许叔微《伤寒九十论》）

咳嗽案

潘某，女，18岁。孟春，感风寒而发咳嗽，流清涕，头痛，肢体酸楚，微恶寒发热，遇风则咳而声重，气急，作喘，伴脘痞腹胀。

此邪犯太阳，风寒束肺，气不布津，肺之宣发、肃降失司而发。法当解肌疏风，温肺理气，止咳定喘。故予以桂枝加厚朴杏子汤加味：桂枝10g，白芍10g，杏仁10g，葶苈子6g，厚朴10g，橘红10g，紫菀10g，炙甘草10g，姜枣各10g。水煎服。

服药 5 剂，咳喘息，递进 5 剂，诸症悉除。(《柳少逸医案》)

冠心病案

张某，男，60 岁。素有冠心病史，近因感冒诱发心绞痛，低热不退，胸骨后闷痛，向左肩放射，伴汗多恶寒，舌紫，苔白腻，脉沉紧。

证属心阳不振，痰瘀阻遏。治宜温通心阳，祛痰化瘀。处方：桂枝、赤芍各 15g，制厚朴 12g，杏仁、牡丹皮、丹参各 9g，炙甘草 6g，细辛 4.5g，生姜 3 片，大枣 5 枚，琥珀 1.5g（分吞）。

煎服 4 剂后，心绞痛已止，唯胸闷未除，微汗恶风。守方去细辛，加炙黄芪 15g，当归 12g。连服 7 剂，诸症悉除。[浙江中医杂志，1988，(4)：175]

（3）桂枝新加汤（兼身痛证）

[原文] 发汗后，身疼痛，脉沉迟者，桂枝加芍药生姜各一两人参三两新加汤主之。(62)

[方药] 桂枝新加汤

桂枝三两（去皮）　芍药四两　甘草二两（炙）　人参三两大枣十二枚（擘）　生姜四两

上六味，以水一斗二升，煮取三升，去滓。温服一升。

[按语] 此乃太阳病，发汗太过，损伤气营的证治。法当调和营卫，益气和营。

尤在泾云："发汗后，邪痹于外，而营虚于内，故身痛不除。而脉转沉迟，《经》曰：其脉沉者，营气微也。又曰：营气不足，血少故也。"太阳表证，发汗太过，伤及营阴，经脉失濡则如斯，故以桂枝汤调和营卫，重用芍药以滋阴血、敛汗液，生姜协桂枝以宣通衰微之阳气，人参补汗后之虚，扶助耗散之元真，故名曰桂枝新加汤，以奏调和营卫、益气和营之功。

现代临床多用于感冒身冷痛、妊娠恶阻及产后高热等病而具桂枝新加汤证者。笔者尚用此方治疗冠心病而见胸痹气短者。得悟于《医宗金鉴》"桂枝得人参,大气周流,气血足而百骸理;人参得桂枝,通行内外,补营阴而益卫阳"之语。

《汤液经法》中有"大阳旦汤",仲景减人参为"黄芪建中汤",减黄芪而成"桂枝新加汤"。陶弘景称此方治"自汗出不止……身劳无力,每恶风凉,腹中拘急,不欲饮食"之证。

[验案]

气虚感冒案

吕某,女,62岁。素体阳虚,值"流感"肆行,感受外邪,卫气不固,邪不易解,恶风,发热,汗出,身楚体痛,咳嗽,咯痰无力,舌苔淡白,脉浮无力。

治宜调和营卫,益气解表。师桂枝新加汤意加味:桂枝10g,制白芍12g,红参10g,防风10g,炙甘草10g,姜枣各10g。水煎服。

3剂后,恶风发热、咳嗽等诸症若失,续服3剂痊可。(《柳少逸医案》)

妊娠恶阻案

刘某,24岁。月经三月未行,四肢酸软无力,恶心呕吐,渴不欲饮,口淡无味,不思纳食,眩晕,嗜睡,脉滑而细,舌淡苔薄白。即予桂枝汤一剂。

12月10日复诊:诸症较前有所减轻,脉滑而弱,舌质淡红。续以桂枝新加汤两剂,症状消失。于次年七月份分娩,产后健康。[浙江中医杂志,1965,(8):26]

(4) 桂枝加芍药汤、桂枝加大黄汤(兼腹痛证)

[原文] 本太阳病,医反下之。因尔腹满时痛者,属太阴也,桂枝加芍药汤主之;大实痛者,桂枝加大黄汤主之。(279)

[方药]

桂枝加芍药汤方

桂枝三两(去皮) 芍药六两 甘草二两(炙) 大枣十二枚

（擘）　生姜三两（切）

上五味，以水七升，煮取三升，去滓。温分三服。本云（《玉函经》作本方）：桂枝汤，今加芍药。

桂枝加大黄汤方

桂枝三两（去皮）　大黄二两　芍药六两　生姜三两（切）甘草二两（炙）　大枣十二枚（擘）

上六味，以水七升，煮取三升，去滓。温服一升，日三服。

[**按语**] 此乃太阳病误下，邪陷太阴的证治。

太阳误下，邪陷于里（太阴），损伤脾阳，见腹痛者，法当通阳益脾、和血通络，用"桂枝加芍药汤"以和之；此乃桂枝汤倍芍药，以奏通阳益脾、活血和络之功，故名曰"桂枝加芍药汤"，而柯琴称"桂枝加芍药，即建中之方"。《绛雪园古方选注》称："桂枝加芍药汤，此用阴和阳法也。其妙即以太阳之方，求治太阴之病。腹满时痛，阴道虚也，将芍药一味倍加三两，佐以甘草，酸甘相辅，恰合太阴之主药，且加芍药又能监桂枝，深入阴分，升举其阳，解太阳陷入太阴之邪，复有姜枣为之调和，则太阳之阳邪不留滞于太阴矣。"鉴于此，大凡"腹式感冒"笔者多用此方加味而痊可。同时以其调和脾胃、制肝舒挛，尚用此方治疗消化系统疾病，如胃脘痛、痢疾等。

本方与小建中汤二方证皆因脾络不和而见腹痛，但后者重在中焦虚寒。鉴于该方为桂枝汤倍芍药而成，故而对坐骨神经痛亦有卓效。

若下后大实痛者，为里结阳明，腐秽积滞肠胃不去，故用桂枝加大黄汤除邪以止痛。对此柯琴在《伤寒来苏集》中有"用桂枝汤加大黄，以除实痛，此表里双解之法"之精论。此方实为桂枝加芍药汤再加大黄而成。意在入小量大黄以泄其壅滞，欲破其脾实而不伤阴分。大黄非治太阴之药，脾实腹痛，是肠中燥屎不去，大黄入脾，反有理脾之功，即调胃承气之义。故柯琴有"桂枝加大黄即谓调胃之剂"之论。今可广用于胃肠型感冒、慢性肠炎、疹出不顺之腹痛及荨麻疹而兼腹痛者。

桂枝加大黄汤颇有承气汤之意，二方均有腹满便结之候，但承气汤证属阳明腹满实痛证，而桂枝加大黄汤为伤寒表实证之太阳转入太阴。病在太阴者，难以大黄攻陷，而用桂枝则重在引阴出阳之意也。

[验案]

病后阴亏便结案

周某，男，62岁。1972年9月初诊。1970年3月患急性肺炎入院治疗，一月后痊愈出院。此后体力衰弱，纳食甚少，每日不过四两左右，大便每十余日一行，或服番泻叶，或用开塞露，始能下大便，皆如球状。现症：纳少腹胀，大便难解，每解如球状。形体瘦弱，唇暗口干但不多饮。舌质红，脉沉细。

诊断为大病后阴液大伤，肠枯不润。以桂枝加芍药汤为主方，加当归、肉苁蓉。桂枝9g，白芍30g，甘草6g，红枣5枚，生姜3片，当归15g，肉苁蓉30g。6剂。

服药1剂，次日大便即下，腹不痛，胀亦消。连服6剂，每日均有大便，但量不多。食欲增，精神好，遂将原方加5倍量，研为粉末，制蜜丸，每丸重9g，早晚各1丸，以巩固疗效。[山东中医学院学报，1977，(1)：27]

肩关节周围炎案

张某，男，46岁。1991年10月6日初诊。右肩关节剧痛半年余，夜间尤甚，影响睡眠。肩动则疼痛放射至同侧上臂及前臂，故上举、内收、外展、内旋、后伸、摸背动作受限。曾予针灸、推拿及西药治疗罔效，转余诊治。查局部无红、肿、热症，右肩三角肌轻度萎缩。舌淡红，苔白薄，脉沉弦。

盖因劳作伤肩，复因汗后感寒，致寒凝筋脉，营卫失和，络脉痹阻而致肩凝。治宜和营卫，濡筋脉，活血通络。予桂枝加芍药汤合活络效灵丹加味：桂枝 12g，制白芍 30g，炙甘草 10g，当归 12g，丹参 15g，乳香 3g，没药 3g，生姜黄 10g，姜枣各 10g。水煎服。

5 剂痛减，肩可上抬外展。续服 10 剂，诸症若失，惟摸背时肩痛仍作。予原方去乳香、没药、丹参，加黄芪 30g，鸡血藤 30g，乃寓黄芪桂枝五物汤意，再 10 剂而痊可。（《柳少逸医案》）

荨麻疹案

苏某，女，32 岁。患荨麻疹已达五年之久。开始时每年发作五六次，后来逐年加剧。今年起愈发愈频，竟至没有间歇。曾大量注射过葡萄糖酸钙，内服苯海拉明及祛风、活血之中药多剂，均归无效。症状：遍身有大小不等的疙瘩块，抓痒无度，此伏彼起，日夜无宁静之时。在发作剧烈时，特别怕冷，身必重裘，大便一直两天一次，且燥结难下，腹微痛。

处方：桂枝 9g，芍药 9g，甘草 3g，生姜 9g，大枣 3 枚，大黄 9g，全瓜蒌 12g，麻仁 12g。

服上药后约 3 小时，身痒渐止，疙瘩亦渐隐没，周身微汗，大便畅通，症状全部消失，迄今已半月余，未再发过。［浙江中医，1958，（2）：24］

慢性胰腺炎案

林某，男，52 岁。曾因急性胰腺炎在外科住院，予抗生素治疗缓解出院。有嗜酒史，每因饮酒过量而复发，故反复发作。昨日因会客喝酒过量而发。因青霉素过敏而收中医科病房治疗。症见腹痛，并向腰背部放射，伴左侧胸胁苦满，大便干结，恶心，呕吐不剧，伴发热，体温 38.9℃。舌质淡红，苔薄白微黄，脉弦。

证属营卫失和，肝郁气滞，兼脾胃蕴热。予以和营卫，达枢机，荡涤下焦郁热。予桂枝加大黄汤加味：桂枝 12g，白芍 15g，甘草 10g，大黄 15g，大血藤 15g，醋延胡索 12g，川楝子 10g，生姜 10g，大枣 10g。水煎服。

4 剂后痛缓便通，体温正常。续服 5 剂，诸症悉减。然仍伴左胁痛，上方加片姜黄 10g，合入小柴胡汤，乃寓柴胡桂枝汤、桂枝加大黄汤二方之效，以冀通达枢机、调和营卫、荡涤郁热。服 5 剂，诸症悉除，病臻痊可。(《柳少逸医案》)

（5）桂枝加附子汤（兼阳虚证）

[原文] 太阳病，发汗，遂漏不止，其人恶风，小便难，四肢微急，难以屈伸者，桂枝加附子汤主之。(20)

[方药] 桂枝加附子汤方

桂枝三两（去皮） 芍药三两 甘草三两（炙） 生姜三两（切） 大枣十二枚（擘） 附子一枚（炮，去皮，破八片）

上六味，以水七升，煮取三升，去滓。温服一升。本云：桂枝汤，今加附子。将息如前法。

[按语] 此乃太阳病发汗太过，致阳虚汗漏并表证不解的证治，法当扶阳解表。本方即桂枝汤方加制附子，对此《医方考》认为：“用桂枝汤，所以和在表之营卫，加附子，所以壮在表之元阳。”方中桂枝汤调和营卫，制附子温经复阳，固表止汗。邪去阳回，津液自复，诸症皆愈。成无己有“太阳病因发汗，遂汗漏不止而恶风者，为阳气不足。因发汗，阳气益虚而皮腠不固也……小便难者，汗出亡津液，阳气虚弱不能施化……四肢微急，难以屈伸者，亡阳而脱液也……与桂枝加附子汤，以温经复阳”之精论。陆渊雷有“此方以桂枝汤畅血运，敛汗漏，即所谓调和营卫也，以附子……所以温经也”之概论。太阳病，发汗太过，汗泄于外，津亏于内，阳不足以温煦，阴不足以濡养而见上证。故治在扶阳固表，兼摄阴液，主以桂枝汤和营卫，附子温经固表以扶阳，此为现代医家之共识。

历代医家对该方应用颇多心得，且亦有发挥，近代医家用本方治疗素体阳虚及高龄体弱之人患外感后汗不止、非阳虚之溢乳、二便泄漏、妇女漏经、带下诸证。家父吉忱公尚用此方合生脉饮治疗冠心病、心绞痛；合桃红四物汤、阳和饮治疗现代医学之脉管炎、雷诺综合征，疗效尤著。

[验案]

痛痹案

张某，男，53岁。全身关节酸痛，痛有定处，得热则缓，遇冷加剧。时值严冬，近疼痛日甚。查关节不可屈伸，尤以膝关节甚。局部皮色不红，舌苔薄白，脉弦紧。

证属营卫失和，风寒湿邪闭阻络脉而致。治宜调营卫，和气血，温经散寒。予桂枝加附子汤加味：桂枝15g，制白芍20g，制附子12g，鸡血藤20g，穿山龙15g，伸筋草15g，透骨草15g，醋延胡索10g，炙甘草10g，生姜3片，大枣3枚。水煎服。

服5剂后，痛大减，关节动之可忍。上方加当归12g，黄芪20g，续服。12剂后，病人欣然相告：病已痊可。（《柳少逸医案》）

乙型肝炎案

李某，男，50岁。以往有肝炎病史，去冬肝病复发，在某院确诊为乙型肝炎、早期肝硬化。诊时右上腹及季肋下胀痛，头项强痛，腰背酸痛，两下肢及踝关节冷痛，难以屈伸，身重，四肢发凉，口淡而苦，纳呆，精神倦怠，自汗，面色晦垢，小便黄而不爽，大便稀溏，舌苔白腻，脉沉细弦紧。有朱砂掌、蜘蛛痣。肝大，剑突下4～5cm，质中，脾刚及。检查：谷丙转氨酶120U/L，表面抗原阳性。

证属营卫不和，寒湿留滞。治宜暖肝和营。用桂枝加附子汤加味：桂枝、白芍、附子、姜厚朴、炒苍术、延胡索、川楝子、丹参各9g，炙甘草5g，生姜3片，大枣7枚。水煎服。

药后自觉脘腹舒适。5剂后附子加倍，又服10剂，精神振作，食欲递增。以上方加减调治6个月，检查：肝大，剑突下3cm，质软，肝功能正常，表面抗原阴性。随访2年，疗效巩固。
[浙江中医杂志，1985，（2）：62]

（6）桂枝去芍药汤、桂枝去芍药加附子汤（兼胸满证）

[原文] 太阳病，下之后，脉促胸满者，桂枝去芍药汤主之。（21）

若微恶寒者，桂枝去芍药加附子汤主之。（22）

[方药]

桂枝去芍药汤方

桂枝三两（去皮） 甘草二两（炙） 生姜三两（切） 大枣十二枚（擘）

上四味，以水七升，煮取三升，去滓，温服一升。本云：桂枝汤，今去芍药加附子。将息如前法。

桂枝去芍药加附子汤方

桂枝三两（去皮） 甘草二两（炙） 生姜三两（切） 大枣十二枚（擘） 附子一枚（炮，去皮，破八片）

上五味，以水七升，煮取三升，去滓，温服一升。本云：桂枝汤，今去芍药加附子。将息如前法。

[按语] 21 条系太阳病误下，致表证未解兼胸阳不振而见胸满脉促的证治，法当解肌祛风，去阴通阳；22 条乃承 21 条兼损伤胸阳的证治，故法当解肌祛风兼温经复阳。柯琴在《伤寒来苏集》中赞誉此乃"仲景于桂枝汤一加一减，遂成三法"之妙。故而柯琴称桂枝去芍药汤为"扶阳之剂"。

微恶寒，实指脉微而恶寒言。太阳病误下后，邪陷于胸而正气尚能抗邪于外，则见脉促胸满，脉促是数中一止，主心阳之伤；胸满是邪陷于胸，卫阳不畅。芍药阴柔之品，有敛邪之弊，故用桂枝汤去芍药，以复心阳而调营卫，为解肌祛风、去阴通阳之法。若上证而见脉微恶寒甚者，是兼肾阳不足，故加附子，为解肌祛风兼温经复阳之法。

现代研究表明，桂枝去芍药汤有解表、调和作用。对胸痹心痛、痰浊上扰、蒙蔽胸阳之冠心病心绞痛、心肌梗死和某些器质性心肌炎均有疗效。同时对于心脏病伴胸闷短气咳喘者同样有效。

桂枝去芍药加附子汤，具解肌祛风兼温经复阳之功，近代医家多有拓展，用治心胸阳虚、寒邪凝滞之冠心病，阳虚感冒及形寒之关节炎均有良效。家父吉忱公对冠心病心绞痛而见脉促胸满或脉微而胸痹者多以桂枝去芍药加附子汤，伍瓜蒌、薤白、丹参、淫羊藿治之。

[验案]

咳嗽（叶天士医案）

某，四十四，寒热咳嗽，当以辛温治之，桂枝去芍药加杏仁。又某，五十，形寒咳嗽，头痛口渴，桂枝去芍药加杏仁、花粉。（《临证指南医案》）

胸痹案

王某，男，53岁。素体阳虚，患冠心病经年，入秋则感胸闷，寒冬必发胸痹。前日天气阴霾，胸闷气短加剧，继则胸痛彻背，喘息不能平卧。心电图示：完全性右束支传导阻滞，急入住中医病房。查面色黯滞，口唇青紫，形体肥胖，舌质淡，苔薄白，舌下赤络暗紫粗长多束，脉沉细而弱。

此患者素体阳虚，胸阳不足，时值寒冬，寒凝气滞，故脉不畅。诚如《医门法律》所云："胸痹心痛，然总因阳虚，故阴得乘之。"故吉忱公师桂枝去芍药加附子汤加味治之：桂枝15g，制附子30g（先煎沸15分钟），炙甘草12g，生姜10g，大枣10g。水煎服。

4剂后胸痛大减，喘息平。原方制附子减量，每剂12g，加生脉饮（红参10g，麦冬30g，五味子10g），一味丹参饮（丹参30g），以冀心阳得煦、心阴得濡。续服8剂，诸症豁然若失。予原方半量续服。（《柳吉忱诊籍纂论》）

外感寒邪内结腹痛案

刘某,30余岁。冬月伤寒,误服泻药而成。身体恶寒,腹胀满痛,不大便者二日,脉浮大而缓。显系伤风寒中证,医家不察,误为阳明腑证,误用大黄芒硝等药下之……以致寒气凝结,上下不通,故不能大便,腹胀大而痛更甚也……用桂枝汤去芍药加附子以温行之,则所服硝黄得阳药运行,而反为我用也。

处方:桂枝尖3g,黑附子3g,炙甘草1.5g,生姜3g,大枣2枚(去核)。

服药后,未及10分钟,即大泻两次,恶寒腹胀痛均除而瘥。(《伤寒论方医案选编》)

(7)桂枝去桂加茯苓白术汤(兼脾虚水停证)

[原文] 服桂枝汤,或下之,仍头项强痛,翕翕发热,无汗,心下满,微痛,小便不利者,桂枝去桂加茯苓白术汤主之。(28)

[方药] 桂枝去桂加茯苓白术汤方

芍药三两　甘草二两(炙)　生姜三两(切)　白术　茯苓各三两　大枣十二枚(擘)

上六味,以水八升,煮取三升,去滓。温服一升。小便利则愈。本云:桂枝汤,今去桂枝,加茯苓、白术。

[按语] 此乃水气内停,太阳经气不利的证治,法当利水通阳。

本方由桂枝汤去桂枝加苓、术组成。汗后伤津,故去桂枝;芍药、甘草酸甘以益阴,生姜、大枣调营卫;加茯苓、白术健脾行水以利小便。方中两组用药,妙在茯苓与芍药同用,一在利水,一在约阴,刚柔相制,契合病机,是该方之一大特点。陈修园在分析本方治疗作用后指出:"此时须知利水法中,大有转旋之妙用,而发汗亦在其中,以桂枝去桂加茯苓白术者,助脾之转输,令小便一利,而诸病霍然矣。"陈氏之说,为方后云"小便利则愈"提供了理论依据。本条文为"去桂",《医宗金鉴》谓去芍，实当有桂，"无汗"一语亦当存疑，应为"汗出"，否则非桂枝汤之类方。此方证为表病兼里有水饮的治法，功在利水通阳。笔者认为，去桂、去芍当从病证而取舍。

喻昌《尚论篇》云："在表之风寒未除，而在里之水饮上逆，故变五苓两解表里之法，而用茯苓、白术为主治。"由此可见，桂枝去桂加茯苓白术汤是一首健脾利水、通阳化气剂。故而唐容川尚云："此与五苓散互看自明，五苓散是太阳之气不外达，故用桂枝以宣太阳之气，气外达则水自下行，而小便利矣。此方是太阳之水不下行，故去桂枝重加苓术，但得膀胱水去，而太阳表里证悉除，所谓治病必求其本也。"近代用治癫痫而见心下悸，小便不利，或宿痰水饮者，疗效尚可。亦有用于急慢性肾炎而具表证者。

[验案]

水肿案

于某，女，53岁。自两年前闭经后，遂发脸面、四肢浮肿，按之皮厚，随按随起。伴眩晕耳鸣，腰膝酸软且痛，神疲体倦。查舌淡胖嫩，苔白腻，脉沉细。

此乃脾肾气虚，气化失司而致水湿内停。治宜化气通脉，利湿消肿。予以桂枝去桂加茯苓白术汤化裁：赤芍15g，生甘草3g，茯苓30g，白术15g，泽泻10g，车前子10g，生姜10g，大枣10g。水煎服。

服5剂后，浮肿消，眩晕耳鸣息。予以上方加当归12g，乃《金匮要略》当归芍药散意，于是养血通脉，肾府得养，以期腰痛得除。续服5剂，诸症得除而病痊。（《柳少逸医案》）

癫痫案

王某，女，约50岁。患者经常跌仆、抽搐，昏不知人，甚时每月发作数次，经西医诊断为"癫痫"，多方治疗无效，后找我诊治。望其舌，满布白砂苔，干而且厚。触诊胃部，痞硬微痛，问之知其食欲不佳，口干欲饮。

此系水饮结于中脘。但病人迫切要求治疗癫痫风疾，并不以胃病为重。笔者细思，癫痫虽是脑病，但是脑部的这一兴奋灶，必须通过刺激才能引起发作，而引起刺激的因素，在中医看来是多种多样的，譬如用中药治癫痫，可以选用祛痰、和血、解郁、理气、镇痉等各种不同的方法，有时都能减轻发作，甚至可能基本痊愈，就是明证。本患者心下有宿痰水饮，可能就是癫痫发作的触媒。根据以上设想，即仿桂枝去桂加茯苓白术汤意，因本证不发热，把桂枝、姜枣一概减去，又加入枳实消痞，僵蚕、蜈蚣、全蝎以搜络、祛痰、镇痉。处方：茯苓、白术、白芍、炙甘草、枳实、僵蚕、蜈蚣、全蝎，各适量。

患者于一年后又来学院找我看病，她说：上方连服数剂后，癫痫一次也未发作，当时胃病也好了。现今胃病又发，只要求治疗胃病云云。因又与健脾理气化痰方而去。(《伤寒解惑论》)

3. 太阳病轻证

桂枝麻黄各半汤、桂枝二麻黄一汤、桂枝二越婢一汤

[原文] 太阳病，得之八九日，如疟状[①]，发热恶寒，热多寒少，其人不呕，清便欲自可，一日二三度发。脉微缓者，为欲愈也；脉微而恶寒者，此阴阳俱虚[②]，不可更发汗、更下、更吐也；面色反有热色者，未欲解也，以其不能得小汗出，身必痒，宜桂枝麻黄各半汤。(23)

服桂枝汤，大汗出，脉洪大者，与桂枝汤，如前法。若形似疟，一日再发者，汗出必解，宜桂枝二麻黄一汤。(25)

太阳病，发热恶寒，热多寒少，脉微弱者，此无阳[③]也，不可发汗，宜桂枝二越婢一汤。(27)

[**方药**]

桂枝麻黄各半汤方

桂枝一两十六铢④（去皮）　芍药　生姜（切）　甘草（炙）
麻黄（去节）各一两　大枣四枚（擘）　杏仁二十四枚（汤浸，
去皮尖者）

上七味，以水五升，先煎麻黄一二沸，去上沫，内诸药，煮
取一升八合，去滓。温服六合。本云：桂枝汤三合，麻黄汤三
合，并为六合，顿服。将息如上法。

注：各半，系指二方各取其三分之一量合煎。

桂枝二麻黄一方

桂枝一两十七铢（去皮）　芍药一两六铢　麻黄十六铢（去
节）　生姜一两六铢（切）　杏仁十六个（去皮尖）　甘草一两二
铢（炙）　大枣五枚（擘）

上七味，以水五升，先煮麻黄一二沸，去上沫，内诸药，煮
取二升，去滓。温服一升，日在服。本云：桂枝汤二分，麻黄汤
一分，合为二升，分再服。今合为一方。将息如前法。

桂枝二越婢一汤方

桂枝（去皮）　芍药　麻黄　甘草（炙）各十八铢　大枣四
枚（擘）　生姜一两二铢（切）　石膏二十四铢（碎，绵裹）

上七味，以水五升，煮麻黄一二沸，去上沫，内诸药，煮取
二升，去滓。温服一升。本云：当裁为越婢汤、桂枝汤，合之饮
一升，今合为一方，桂枝二分，越婢汤一分。

[**词解**]

①如疟状：指发热恶寒呈阵发性，非疟疾之寒热交替出现。

②阴阳俱虚：指表里俱虚。

③无阳：指阳气大虚。

④铢：古代衡名，汉、晋十黍为累，十累为铢，二十四铢为

两。唐、宋时四分为两。药称一两相当于现在的二钱一厘五毫弱，于是一铢等于八厘四毫弱。换算现代剂量，汉代一两相当于近代一钱，即三克强（3.3g）；汉代一升，合现代六钱至一两（18～30g），一方寸匕为二至三钱（6～9g），一钱匕为五至六分（1.5～1.8g）。

[按语] 桂枝麻黄各半汤、桂枝二麻黄一汤及桂枝二越婢一汤，三方证均为表郁不解，非桂枝汤所能除者。但邪气已微，或病延日久，或已大汗出，又非麻黄汤证可峻汗者。此即介乎表虚、表实之太阳病轻证，故合二方之药，略有增减。以解表发汗而不伤正，调和营卫而不留邪。对此，尤在泾在《伤寒贯珠集》中有"合论桂枝麻黄各半汤、桂枝二麻黄一汤、桂枝二越婢一汤三方"之篇，择其要如下："三方并两方合用，乃古之所谓复方也。细审其制，桂枝麻黄各半汤，助正之力，侔于散邪；桂枝二麻黄一汤，则助正之力多，而散邪之力少，于法为较和矣。其桂枝二越婢一汤，本无热证而加石膏者，以其人无阳，津液不足，不胜桂枝之任，故加甘寒于内，少变辛温之性，且滋津液之用。而其方制之少，示微发于不发之中，则三方如一方也。"

越婢汤方见于《金匮要略·水气病脉证并治》，由麻黄、石膏、生姜、大枣、甘草诸药组成，具清泻里热、发越郁阳之效。越，有宣散、宣扬之义。脾与胃共居中焦，五行属土，胃为阳土，脾为阴土。《素问·太阴阳明论》云："脾脏者，常著胃土之精也。"此即脾依于胃，并为胃行其津液，此亦脾即"卑脏"之谓也。卑者，低也。女者曰婢。《外台秘要》云："越婢汤易此一字，便合《内经》脾不濡，脾不能为胃行其津液之义。"是以起用太阴之津，滋阳明之液而发汗，发越脾气之义也，故汤名"越婢"。

病久邪郁，正气抗病邪外出，而不得汗解，故阵发性发热恶寒，称"如疟状""若形似疟"。故麻黄桂枝各半汤，辛温轻剂，小发其汗；桂枝二麻黄一汤，辛温轻剂，微发其汗；桂枝二越婢一汤，微发其汗，兼清里热。

近代医家广验于临床，大凡营卫失和而致感冒、荨麻疹、皮肤瘙痒症及风湿痛者或急性肾炎而属"风遏水阻"之"风水"者，皆可应用。

[验案]

风水案

史某，女，23岁。几日前外感风寒，而发眼睑浮肿，继而全身浮肿，伴恶风咳嗽。尿常规化验：蛋白（＋＋＋），管型颗粒（＋）。诊为急性肾小球肾炎。查舌淡苔白薄，脉浮滑。

证属风邪袭表束肺，肺失宣降，风遏水阻而发水肿。师桂枝二越婢一汤意化裁：桂枝12g，制白芍12g，麻黄10g，杏仁10g，桑皮15g，生甘草3g，生姜10g，大枣10g。水煎服。

服药10剂，诸症若失，尿检有微量蛋白。上方加白茅根30g，续服10剂，尿检正常，健康如初。（《柳少逸医案》）

顽固性荨麻疹案

张某，男，52岁。每逢冬季受凉即发荨麻疹已十余年，曾经多方面治疗无效。昨日因气温突降，感寒后荨麻疹又发。诊见颈项、胸腹、四肢泛发疹团，色淡红，成块成片，此伏彼起，瘙痒甚，恶风无汗，自觉全身紧束感，头昏痛，口淡不渴，食少，二便正常，舌紫暗，苔白根腻，脉细弦。

证属风寒郁表，营卫失和。治宜发汗解表，祛风止痒，佐以活血通络。方用桂枝麻黄各半汤加味：桂枝10g，赤芍15g，麻黄10g，防风15g，苍术12g，红花10g，土鳖虫10g，地龙15g，当归12g，蜂房15g，生姜6g，甘草6g。

煎服上方6剂后，诸症悉除。后服黄芪桂枝五物汤加味巩固之，随访至今未复发。[新疆中医药，1988，（1）：60]

雷诺综合征案

洪某，男，36 岁。一年前患雷诺综合征，服药无效，惟取暖后可自行缓解，今冬又发。诊见体形虚胖，神情委顿，颠部脱发较多，两手不温，抚其手心湿润有汗，肤色苍白，颧、唇、爪甲均见紫绀，舌质淡，苔白厚，脉沉涩。

证属风寒入络，阳虚不运，血凝肌肤所致，此为痹厥。治宜温经散寒，活血通络。处方：桂枝 12g，赤芍、炙甘草、熟附子、全当归各 9g，鸡血藤 12g，炙麻黄、川芎各 6g，干姜 4.5g，大枣 5 枚。

煎服上药 6 剂，四末转温，遇风后颧、唇、手指肤色仅微发白而无青紫，麻痛感完全消失，舌苔白厚转为白薄，脉沉迟。原方加山茱萸 12g，干地黄 10g，以 5 剂之量，共研细末，大枣煎汤泛丸，如梧桐子大，每次服 9g，1 日 2 次，开水送下。嗣后一切正常，随访未复发。[浙江中医杂志，1986，(11)：519]

伤寒夹燥案

王某，女，20 岁。1963 年 10 月 15 日初诊。三日前接触冷水，当时即感寒意。昨日上午开始头痛，恶寒发热，寒多热少，伴发咳嗽，咯痰白黏。今晨仍头痛发热（体温 38.2℃)，虽得微汗，但尚恶风，喜着厚衣，咳嗽，痰色转赭色，咽痛而干，口渴而不多饮，胃纳欠佳，二便自调。形体较瘦，神色尚无异常，舌质无变，苔薄黄而滑，手足欠温但未致厥冷，六脉滑数。

病发于暮秋入冬之际，天气骤冷，风寒有机可乘，唯其体虚形瘦，应虑秋令燥气早伏；更因胃寒触冷，邪由皮毛袭肺，寒邪与燥气相搏，营卫失调……应作伤寒太阳证治例，但燥气内伏，又当稍变其制……拟桂枝二越婢一汤、麻杏石甘汤两方并用，以散寒疏卫，和营清热。处方：桂枝 9g，白芍 9g，麻黄 6g，杏仁 6g，甘草 6g，生姜 6g，生石膏 48g，红枣 3 枚。

仅服一剂，除因闪伤腰痛宿疾外，诸症悉除。（《伤寒论汇要分析》）

4. 表实证

[原文] 太阳病，或已发热，或未发热，必恶寒，体痛，呕逆，脉阴阳俱紧者，名为伤寒。（3）

[按语] 尤在泾云："此太阳伤寒之的脉的证也，与前中风条参之自别。盖风为阳邪，寒为阴邪，阳气疾，阴气徐，故中风身热而伤寒不即热也。风性解缓寒性劲切，故中风汗出脉缓，而伤寒无汗脉紧也……体痛呕逆者，寒伤于形则痛，胃气得寒则逆也。"伤寒一证系指伤于寒邪的表证，此条是太阳伤寒证的主要脉证，是太阳病的另一种证型，即太阳病之表实证。"脉阴阳俱紧者"，指寸、关、尺三部俱见紧象。方有执云："阴谓关后，阳谓关前，俱紧，三关通度而急疾，寒性强劲而然也。"

麻黄汤（太阳病伤寒证）

[原文] 太阳病，头痛发热，身疼腰痛，骨节疼痛，恶风，无汗而喘者，麻黄汤主之。（35）

[方药] 麻黄汤方

麻黄三两（去节）　桂枝二两（去皮）　甘草一两（炙）　杏仁七十个（去皮尖）

上四味，以水九升，先煮麻黄，减二升，去上沫，内诸药，煮取二升半，去滓，温服八合，覆取微似汗，不须啜粥。余如桂枝法将息。

[按语] 此乃太阳病伤寒证的八个临床症状，当以麻黄汤辛温发汗，宣肺平喘。

柯琴云："太阳主一身之表，风寒外束，阳气不伸，故一身尽疼。太阳脉抵腰中，故腰痛。太阳主筋所生病，诸筋者皆属于节，故骨节疼痛。从风寒得，故恶风。风寒客于人则皮毛闭，故无汗。太阳为诸阳主气，阳气郁于内，故喘。太阳为开，立麻黄以开之，诸症悉除矣。麻黄八症，头痛、发热、恶风，同桂枝症；无汗、身痛同大青龙症；本症重在发热、身痛、无汗而喘。本条不冠伤寒，又不言恶寒，而言恶风。先辈言麻黄汤主治伤寒不治中风，似非确论。盖麻黄汤、大青龙汤治中风之重剂，桂枝汤、葛根汤治中风之轻剂，伤寒可通用之，非主治伤寒之剂也。"本证为风寒袭表，卫阳被束，营阴郁滞所致。方以麻黄汤，以其为解表逐邪发汗之峻剂，为治伤寒证的主方。《内经》云："寒淫于内，治以甘热，佐以苦辛。"麻黄辛温，发散风寒，发汗定喘；桂枝通阳，解肌祛风，助麻黄发汗解表；杏仁利肺气止喘，增麻黄平喘之功；甘草和中，调和诸药且防汗过伤津。诸药合用，共奏解表发汗、宣肺定喘之功。《金镜内台方议》云："麻黄味苦辛，专主发汗，故用之为君。"《医方考》云："麻黄之形，中空而虚，麻黄之味，辛温而薄，空则能通腠理，辛则能散寒邪，故令为君。"而《医方集解》称其为"肺家专药而走太阳，能开腠散寒"。故而以麻黄任为主药，仲景冠以汤名。

桂枝汤乃为太阳中风而设之方，麻黄汤乃为太阳伤寒而设之方，二方证是太阳病表虚证、表实证的两个主要证候类型，故而有汗出脉缓为证候的解肌祛风、调和营卫为法的桂枝汤，以无汗而喘为证候的发汗解表、宣肺平喘为法的麻黄汤。

《伤寒附翼》用本方治风哮与风寒湿三气成痹等证。近代多应用本方治疗感冒、上呼吸道感染之肺炎、支气管哮喘、鼻炎、扁桃体炎、支气管炎证属表寒者，泌尿系疾病之肾炎水肿证属阳水者，他如银屑病、荨麻疹等营卫失和型者。

《汤液经法》中有"小青龙汤"，"治天行，发热恶寒，汗不出而喘，身疼痛，脉紧者"。而仲景在《伤寒论》中名之曰麻黄汤。

[备考原文]

太阳与阳明合病，喘而胸满者，不可下，宜麻黄汤。（36）

太阳病，十日以去，脉浮细而嗜卧者，外已解也。设胸满胁痛者，与小柴胡汤；脉但浮者，与麻黄汤。（37）

太阳病，脉浮紧，无汗，发热，身疼痛，八九日不解，表证仍在，此当发其汗。服药已微除，其人发烦目瞑，剧者必衄，衄乃解。所以然者，阳气重故也。麻黄汤主之。（46）

脉浮者，病在表，可发汗，宜麻黄汤。（51）

脉浮而数者，可发汗，宜麻黄汤。（52）

伤寒脉浮紧，不发汗，因致衄者，麻黄汤主之。（55）

脉但浮，无余证者，与麻黄汤。若不尿，腹满加哕者，不治。（232）

阳明病，脉浮，无汗而喘者，发汗则愈，宜麻黄汤。（235）

[验案]

风寒表实证案

冯某，男，56岁。寒冬在果园整枝。因劳累甚，而感受风寒。当晚即发高热，体温达 39.7℃，恶寒发热，头痛身痛，无汗而伴咳喘。舌苔薄白，脉浮紧有力。

证属外感风寒，毛窍闭塞，肺气不宣，营卫失和。师麻黄汤意加味予之：麻黄 12g，桂枝 10g，杏仁 10g，川羌 10g，防风 6g，炙甘草 6g。水煎服。

服药 1 剂后，温覆衣被，须臾，通身出汗而解。再予桂枝二麻黄一汤 2 剂予后。三日后，病人欣然相告病已痊愈。（《柳少逸医案》）

5. 表实兼证

（1）葛根汤（兼项背强几几证）

[原文] 太阳病，项背强几几，无汗恶风，葛根汤主之。

（31）

[**方药**] 葛根汤方

葛根四两　麻黄三两（去节）　桂枝二两（去皮）　生姜三两（切）　甘草二两（炙）　芍药二两　大枣十二枚（擘）

上七味，以水一斗，先煮麻黄、葛根，减二升，去白沫，煮取三升，去滓，温服一升。覆取微似汗，余如桂枝法将息及禁忌，诸汤皆仿此。

[**按语**] 此乃太阳伤寒兼太阳经气不舒的证治，法当发汗解表，生津舒经。

葛根汤为风寒伤及太阳经输证而设方，具发汗解表、生津舒筋之功。就其方药组成，《金镜内台方议》有如下精析："葛根性平，能祛风，行于阳明之经，用之为君；麻黄为臣，辅之发汗解表；桂枝、芍药为佐，通行于荣卫之间；甘草、大枣之甘，生姜之辛，以通脾胃之津为使。此方乃治其表实，而兼治其合病并病者也。"

桂枝加葛根汤是有汗而经输不利；葛根汤是无汗经输不利。该方由桂枝汤加麻黄、葛根而成。方以桂枝汤加麻黄，意在增强发汗祛邪；加葛根生津，解肌助麻、桂解表，而又不会过汗伤阴。正如柯琴所云："风胜而无寒，故君葛根之甘凉，减桂枝之辛热，大变麻、桂二汤温散之法。"言及葛根汤命名之奥蕴。项背不适是本方证的特点，故可应用于感冒、风湿、颈椎病等而见项背强直者。由于葛根归于阳明胃经，故某些头痛、鼻炎、颅面疾患可加减应用；如阴寒性流行性脑脊髓膜炎、支气管哮喘合并心脏病、急慢性胃肠炎、水痘、荨麻疹等过敏性疾病亦可应用。

"先煮麻黄、葛根"之义，《伤寒论本旨》认为："杀其轻浮升散之性，使与诸药融和，以入肌肉营卫而疏通之，则邪自可外解矣。岂有一方而发汗固表互用，以自相悖之理。"

［验案］

肩背痛案

任某，男，42岁。1967年8月11日就诊。主诉三日前于树荫下卧地纳凉午休，睡醒则感肩项腰背酸痛，不能辗转反侧，遂来院由余诊治。查舌淡红，苔薄白，脉弦。

师葛根汤意：葛根12g，麻黄10g，桂枝12g，制白芍15g，伸筋草15g，枸树枝15g，炙甘草10g，生姜10g，大枣10g。先煮麻黄、葛根，去上沫，后入他药煎之，温服，覆取微汗。

服药3剂，痛大减，肩背颈项拘急已舒，仍宗原方，加苍术12g，制附子10g，片姜黄10g。续服药5剂，病臻痊可。（《柳少逸医案》）

慢性过敏性鼻炎案

余某，男，22岁。常患感冒，继而眩晕，前额胀痛，咽痒，鼻塞，喷嚏，流涕两年余。某医院诊断为过敏性鼻炎，用多种西药及针灸治疗，效不显。症见头晕头胀，鼻塞且干，嗅觉不灵，苔薄根稍黄，脉滑。处以葛根汤：葛根15g，麻黄6g，白芍10g，桂枝6g，生姜10g，甘草10g，大枣12枚。水煎连服25剂，诸恙消失。观察半年，未见复发。［河南中医，1986，（6）：21］

（2）葛根加半夏汤（兼吐、利证）

［原文］太阳与阳明合病者，必自下利，葛根汤主之。（32）

太阳与阳明合病，不下利，但呕者，葛根加半夏汤主之。（33）

［方药］葛根加半夏汤方

葛根四两　麻黄三两（去节）　甘草三两（炙）　芍药二两
桂枝二两（去皮）　生姜二两（切）　半夏半升（洗）　大枣十二枚（擘）

上八味，以水一斗，先煮葛根、麻黄，减二升，去白沫，内诸药，煮取三升，去滓。温服一升，覆取微似汗。

[按语] 32 条乃太阳与阳明合病下利的治法。《医宗金鉴》云："太阳与阳明合病者，表里之气，升降失常，故下利也，治法解太阳之表，表解而阳明之里自和。"故以葛根汤发散表邪。盖葛根一味，既能解表又能止利，足见仲景之方药简而力宏也。临床以下利见症的胃肠型感冒，葛根汤加味亦是有效良剂。笔者认为：胃肠型感冒等病非今病也，太阳病兼利兼吐证，当属此病。

33 条乃太阳阳明合病呕吐的治法。乃为因表病引起的内犯肠胃，升降失司，逆而吐之而设之方。故仍用葛根汤解外，加半夏止呕，以成发汗解表之功，兼具降逆止呕之效。对此，王晋三在《绛雪园古方选注》中有精辟的见解："葛根汤升剂也。半夏辛滑，芍药收阴，降药也。太阳、阳明两经皆病，开合失机，故以升降法治之。麻、葛、姜、桂其性皆升，惟其升极即有降，理寓于其中。又有芍药、甘草垫安中焦，再加半夏以通阴阳，而气遂下，呕亦止，是先升后降之制也。"近代多用于胃肠型感冒，临床特点是多继发于流感，或继发于麻疹，以太阳伤寒之利或呕吐为辨证要点。陈宝田在《经方的临床应用》中介绍了其运用该方治疗胃肠型感冒疗效尚著，且均是继发于流感。

[验案]

落枕案

林某，男，43 岁。主诉两日前在果园施药驱虫，头仰俯转侧于果树间，于下午则感颈项强痛，伴恶心脘痞。翌日晨起后，病情加剧，来院就诊。查双侧肩井穴处有杏核大之结节，X 线示：颈椎骨质增生。舌淡红苔白，脉沉弦而细。

证属肝肾不足，筋骨失濡，复因颈项转侧劳作而劳伤筋脉而发痉病。故予葛根加半夏汤加味：葛根 15g，麻黄 10g，芍药 12g，桂枝 12g，制半夏 10g，片姜黄 10g，伸筋草 15g，炙甘草

10g，姜、枣各 10g。水煎温服。

5 剂后诸症若失，予以守方续服。又 5 剂病臻愈可。鉴于其有颈椎病，予以益元荣骨丸服之。(《柳少逸医案》)

伤寒案

罗某，女，41 岁。3 月 9 日发病，恶寒无汗，头痛，项背肩胛痛，恶心口和，周身抽掣疼痛，脉浮紧，呻吟太息。其家惶恐，急请西医，用镇痛镇静剂注射无效。又延中医用荆防羌独等药丝毫不效。3 月 13 日晨，前往诊视，症如上述。寻思伤寒论曰："太阳病，项背强几几，无汗恶风，葛根汤主之。"依据条文，遂处方葛根汤。因其食肉后发病，兼有恶心，故加半夏、麦芽、山楂。1 剂头煎服后，汗出寒罢痛止。可见葛根汤一服便见神效。[广东中医，1963，(3)：39]

(3) 大青龙汤 (兼内热证)

[**原文**] 太阳中风，脉浮紧，发热恶寒，身疼痛，不汗出而烦躁者，大青龙汤主之。若脉微弱，汗出恶风者不可服之，服之则厥逆①，筋惕肉瞤②，此为逆也。(38)

伤寒脉浮缓，身不疼，但重，乍有轻时③，无少阴证者，大青龙汤发之。(39)

[**方药**] 大青龙汤方

麻黄六两 (去节)　桂枝二两 (去皮)　甘草二两 (炙)　杏仁四十枚 (去皮尖)　生姜三两 (切)　大枣十枚 (擘)　石膏如鸡子大 (碎)

上七味，以水九升，先煮麻黄，减二升，去上沫，内诸药，煮取三升，去滓。温服一升。取微似汗。汗出多者，温粉④扑之。一服汗者，停后服。若复服，汗多亡阳，遂虚，恶风，烦躁，不得眠也。

[**词解**]

①厥逆：手足凉。

②筋惕肉瞤：筋肉跳动。

③乍有轻时：身重偶尔有所减轻。

④温粉：外治止汗方。《伤寒论》未注明为何方，后世有三：其一出自葛洪《肘后备急方》，为芎藭、白芷、藁本三物；其二出自孙思邈《千金要方》，为煅牡蛎、生芪、粳米粉；其三出自《孝慈备览》，为麸皮、糯米粉、龙骨、牡蛎。

[按语] 此乃太阳伤寒兼里热的证治，法当辛温解表，兼清里热。

该方由麻黄汤加石膏、姜、枣而成，或由麻黄汤合越婢汤而成。功在辛温解表，兼清里热。外感风寒，闭郁于表，故见诸表实证。邪实于表，热郁于里，则见烦躁不安。本证与麻黄汤证相较，表寒证同，故内寓麻黄汤，而里热烦躁兼证，佐之石膏以除烦热。因其倍用麻黄，故为发汗峻剂。此乃"风寒并重，闭热于经，故加石膏于发散药中是也"，此仲景辨证心法也。《绛雪园古方选注》云："麻黄、桂枝、越婢互复成方，取名龙者，辛热之剂复以石膏，变为辛凉，正如龙为阳体而变其用，则为阴雨也……《内经》治远以奇方大制，故称大青龙。"

二十八宿是中国古天文学把黄道、赤道附近的星空划分为二十八个星空区，以测定岁时季节。东、南、西、北方各有七宿，即角、亢、氐、房、心、尾、箕（东方青龙）；斗、牛、女、虚、危、室、壁（北方玄武）；奎、娄、胃、昴、毕、觜、参（西方白虎）；井、鬼、柳、星、张、翼、轸（南方朱雀）。故《曲礼》有"前朱雀，后玄武，左青龙，右白虎"的记载。青龙为神话中的东方木神，张秉成云："名青龙者，以龙为水族，大则可兴云致雨，飞腾于宇宙之间；小则亦能治水祛邪，潜于波涛之内耳。"方有执云："夫龙一也，于其翻江倒海也，而小言之；以其兴云致雨也，乃大言之。"大青龙汤乃发汗峻剂，以其若青龙当空，兴云致雨，烦热顿解，故名。

近代运用大青龙汤治疗多种疾病，凡临证见邪实于表、热郁于里之外感病及麻疹、肺炎、急性关节炎、急性肾盂肾炎、丹毒等病，以及慢性支气管炎急性发作、肺气肿合并感染、支气管哮喘等，皆可应用。

[验案]

感冒案

梁某，男，58岁。1968年11月13日初诊。三日前忽发寒热，身疼痛，不汗出而烦躁。在村卫生室查体温39.7℃，予以西药口服罔效，遂来医院中医科就诊。患者仍恶寒发热，无汗，周身酸楚疼痛，心烦懒言，舌苔白腻微黄，脉浮数。

此乃太阳伤寒里热证，故师大青龙汤意予之：麻黄12g，桂枝10g，杏仁10g，川羌10g，防风10g，石膏15g，炙甘草10g，姜枣各10g。水煎，服药后温覆衣被。

服1剂，须臾，通身汗出而解。3剂后诸症悉除。予桂枝二麻黄一汤续服3剂，病臻痊可。（《柳少逸医案》）

支气管哮喘案

雷某，男，58岁。素有喘促史二十余年，每年发作1~2次，短则一月，长则数月，发作时伴烦躁，西医诊为"支气管哮喘"。昨日突发咳喘，烦躁不安，服西药无效。诊见咳喘气促，痰黄黏稠，渴喜冷饮，面赤发热，无汗烦躁，舌红苔黄，脉滑数。

证属寒邪外束，内热壅肺。治宜宣肺清热，止咳平喘。处方：麻黄、杏仁、甘草、桂枝、生姜各10g，石膏60g，桔梗15g，大枣7枚。水煎服。服5剂后，汗出烦解，咳喘减轻。继服10剂，获临床治愈。

本案之烦为内热壅肺不安，躁为外寒浮动不宁。本方安内攘外，实有清内热、解外寒之功。实践证明，石膏用量宜大，方能使汗出烦解。[中医药研究，1987，（4）：35]

（4）小青龙汤（兼水饮证）

[原文] 伤寒表不解，心下有水气，干呕，发热而咳，或渴，或利，或噎，或小便不利，少腹满，或喘者，小青龙汤主之。（40）

伤寒，心下有水气，咳而微喘，发热不渴。服汤已，渴者，此寒去欲解也。小青龙汤主之。（41）

[方药] 小青龙汤方

麻黄（去节） 苟药 细辛 干姜 甘草（炙） 桂枝（去皮）各三两 五味子半升 半夏半升（洗）

上八味，以水一斗，先煮麻黄减二升，去上沫，内诸药，煮取三升，去滓。温服一升。

若渴，去半夏，加栝楼根三两。若微利，去麻黄，加荛花，如一鸡子，熬令赤色。若噎者，去麻黄，加附子一枚，炮。若小便不利，少腹满者，去麻黄，加茯苓四两。若喘，去麻黄加杏仁半升，去皮尖。且荛花不治利，麻黄主喘，今此语反之，疑非仲景意。

[按语] 此乃太阳伤寒兼水饮的证治，法当辛温解表，兼涤化水饮。伤寒表不解，则发热。心下有水气，胃气上逆则干呕；水气犯肺则咳、则喘；水停心下，气化失司则渴，则小便不利，小腹胀满；水走肠间则利；阳气被水气所阻则噎。故用外散寒邪、内涤水饮的小青龙汤主治。对该方组成，柯琴有"此于桂枝汤去大枣之泥，加麻黄以开玄府，细辛逐水气，半夏除呕，五味、干姜以除咳也。以干姜易生姜，生姜之味气不如干姜之猛烈，其大温足以逐心下之水，苦辛可以解五味之酸，且发表既有麻、细之直锐，更不藉生姜之横散矣"之精析。而《研经言》认为："古经方必有主药，无之者小青龙是也……八味轻重同则不相统，故曰无主药。"此方原为麻桂合剂加减而成，辛温解表，涤化水饮，以其若青龙出水，推波助澜，故名"小青龙汤"。

《金匮要略》用本方治溢饮及咳逆倚息不得卧等证，可见本方特点在治寒饮喘咳，不论有无表证，皆可酌情用之。方虽为解表涤饮双解之剂，但功重在涤饮。

小青龙汤证与大青龙汤证同属表里俱病，而大青龙汤是热闭于里，表证颇多，以不汗出、烦躁为辨证要点；小青龙汤是饮伏于里，寒邪犯肺，里证为重，以咳喘、干呕为要点。

小青龙汤，近代医家主要用于呼吸系统疾病，且不限于表寒里饮证。临床只要具寒饮咳喘者即可用之。此方尚用于流行性感冒、急慢性支气管炎、肺炎、百日咳等病。

据陶弘景《辅行诀脏腑用药法要》所云，此方在《汤液经法》中为"大青龙汤"。莞花，《千金要方》作"芫花"，成无己本无"且莞花"以下二十字。

《金匮要略·痰饮咳嗽病脉证并治》有"病溢饮者，当发其汗，大青龙汤主之，小青龙汤亦主之"之文。尽管大、小青龙同治溢饮，但大青龙汤具发汗兼清郁热，用于水饮多，而兼寒邪内伏证者。何为溢饮？"饮水流行，归于四肢，当汗出而不汗出，身体疼重，谓之溢饮。"

[验案]

咳嗽案

韩某，女，49岁。素有咳疾，遇冬辄发，今时值隆冬，外感风寒，咳嗽痼疾而发。症见咳嗽声重，咳痰稀薄色白，气急，咽痒，微有恶寒发热，无汗，伴鼻塞流清涕，头痛，肢体酸楚，舌苔薄白，脉浮紧。

证属外感风寒，肺失清肃，痰浊壅肺。治宜发散风寒，宣肺止咳，温阳化饮。予以小青龙汤合止嗽散化裁，余名之曰"青龙止嗽方"：麻黄10g，桂枝10g，白芍10g，细辛3g，五味子10g，姜半夏10g，干姜6g，桔梗10g，紫菀10g，炙百部10g，炙白前10g，橘红10g，炙甘草10g。水煎服。

服药5剂，恶寒发热、咳嗽等症悉除，惟小有咽痒，予上方去细辛、干姜、桂枝等味，加射干 6g、金果榄 3g 续服。又 5 剂病人欣然相告愈可。嘱服梨贝膏（每日茌梨一个去内核，入川贝3 个、白果 3 个，蒸熟后吃梨喝汁）以予后。（《柳少逸医案》）

哮喘案

李某，男，44 岁，业农。自幼患哮喘，天冷、遇水、劳动则喘更甚。1964 年 8 月 12 日因重感冒而复发哮喘，咳嗽连声，咽中辘辘，多吐白沫，伏坐不得卧，吐痰则松。食欲减退，大便结，小便清长，舌苔白滑，脉滑紧。

火衰木盛，水寒金冷，津液不得蒸发，则留而为饮，上迫于肺，肺络受阻，气机被遏，遂致咳喘。治宜温中蠲饮，宣肺纳肾。处方：麻黄 4.5g，肉桂 0.9g，沉香 1.5g，白芍 6g，细辛2.1g，干姜 3g，五味子 3g，半夏 6g，炙甘草 6g，瓜蒌仁 15g，莱菔子 12g。

服后喘定咳轻，咯痰大减，亦能卧睡。再予以温化饮邪，肃降肺气之剂，连服 6 剂而瘳。［福建中医药，1965，（5）：38］

三、太阳病腑证

1. 蓄水证

五苓散（膀胱气化不利证）

[**原文**] 太阳病，发汗后，大汗出，胃中干①，烦躁不得眠，欲得饮水者，少少与饮之②，令胃气和则愈。若脉浮，小便不利，微热消渴③者，五苓散主之。（71）

发汗已，脉浮数，烦渴者，五苓散主之。（72）

伤寒，汗出而渴者，五苓散主之。不渴者，茯苓甘草汤主之。（73）

中风发热，六七日不解而烦，有表里证，渴欲饮水，水入则吐者，名曰水逆，五苓散主之。（74）

　　[**方药**]　五苓散方

　　猪苓十八铢（去皮）　泽泻一两六铢　白术十八铢　茯苓十八铢　桂枝半两（去皮）

　　上五味，捣为散，以白饮和服方寸匕，日三服。多饮暖水，汗出愈，如法将息。

　　[**词解**]

　　①胃中干：胃中津液不足。

　　②少少与饮之：多次饮用之意。

　　③消渴：口渴引饮症，而不是病名。

　　[**按语**]　此乃蓄水证证治，法当化气利水，兼以解表。

　　发热恶风，汗出，小便不利，小腹胀满，烦渴或渴欲饮水，水入即吐，以及《金匮要略》中之瘦人脐下有悸，吐涎沫而癫眩，脉浮或浮数，均为五苓散之主要证候。太阳表不解，病邪循经入腑，致膀胱气化失职，水道失调，故小便不利，小腹满；阳不布津，故口渴心烦；病属蓄水，重则水入即吐。五苓散方以桂枝通阳化气，以解表邪，白术健脾燥湿，二苓、泽泻导水下行。方用药五味，君以茯苓，共为散而得名。成无己尚云："苓，令也，号令之令矣，通行津液，克伐肾邪，专为号令者，苓之功也。五苓之中，茯苓为主，故曰五苓散。"服药后多饮暖水，以使汗出。该方共奏化气利水、通里达表之功，虽为表里同治之剂，然重在化气利水，而不拘于有无表证，故仲景杂病篇有"五苓散证"。《吴医汇讲》认为："此治小便不利之主方，乃治三焦水道，而非太阳药也……此方用桂以助命门之火，是釜底加薪，而后胃中之精气上腾；再用白术健脾，以转输于肺，而后用二苓、泽泻运水道之升已而降。其先升后降之法，与《内经》之旨滴滴归源，复与太阳何涉？"

　　本方君药，历代医家注释不一，《绛雪园古方选注》《金镜内台方议》等以茯苓为君，《医方集解》主以二苓为君，考汉制二十四铢为一两，方中泽泻一两六铢，计三十铢，在五苓散五药中，剂量最大，故而《医宗金鉴》称泽泻为君。本方功在化气利水，后世医家鉴于桂枝温阳之力不及肉桂，主张用肉桂代之。笔者认为当根据病情而用之，主张伤寒用桂枝，杂病可用肉桂。

口渴、小便不利为五苓散之主证候。当与白虎加人参汤证、猪苓汤证有别。五苓散为水停不化，下湿上燥，津液敷布失常而致烦渴；白虎加人参汤之烦渴为里热亢盛，津气两伤所致。五苓散与猪苓汤病机相同，唯后者除水停外，尚有阴伤之机寓于内，故加阿胶以益阴。

五苓散在《伤寒论》中主治蓄水证，在《金匮要略》中主治下焦水逆证，系化气利水之名方。现多用于肾病水肿、泌尿系感染、泌尿系结石、尿潴留、化疗性肾衰、羊水过多症、黄疸型肝炎、慢性充血性心力衰竭、渗出性胸膜炎、急慢性肠炎、单纯性肥胖症及多种眼疾。

[备考原文]

本已下之，故心下痞，与泻心汤，痞不解，其人渴而口燥，烦，小便不利者，五苓散主之。（156）

太阳病，寸缓，关浮，尺弱，其人发热汗出，复恶寒，不呕，但心下痞者，此以医下之也。如其不下者，病人不恶寒而渴者，此转属阳明也。小便数者，大便必硬，不更衣十日，无所苦也。渴欲饮水，少少与之，但以法救之。渴者，宜五苓散。（244）

霍乱，头痛，发热，身疼痛，热多欲饮水者，五苓散主之……（386）

[验案]

水肿案

于某，女，31岁。3年前因冒雨涉水，遂发肢体浮肿，以下肢为甚，按之没指，小便短少，身重困倦，胸脘满闷，纳呆泛恶，头重如裹，苔白，脉沉濡。

证因冒雨涉水，致寒湿困脾，脾失健运，水湿内停，聚溢肌肤而成水肿。治宜健脾化湿，温阳利水之法。师五苓散意化裁：猪苓 12g，茯苓 15g，白术 12g，泽泻 15g，桂枝 10g，桑皮 15g，葶苈子 10g。水煎服。

5 剂后，诸症悉除。续服 5 剂，肿消体健。嘱常规服金匮肾气丸，以冀"益火之源，以消阴翳"。(《柳少逸医案》)

尿崩证案

王某，男，7 岁。1975 年 7 月 12 日门诊。患儿多饮多尿，在当地医院检查尿比重为 1.007，诊断为"尿崩症"，治疗无效，遂来济南。诊见神色、脉象无异常，惟舌色淡有白滑苔，像刷了一层薄厚不匀的糨糊似的。

因思可能是水饮内结，阻碍津液的输布，才渴欲饮水，饮不解渴。其多尿只是多饮所致，属于诱导性，能使不渴少饮，尿量自会减少。故与五苓散方：白术 12g，茯苓 9g，泽泻 6g，桂枝 6g，猪苓 6g。水煎服。

服上方两剂，7 月 14 日其家长来述：症状见轻。又与原方两剂，痊愈。(《伤寒解惑论》)

2. 蓄血证

(1) 桃核承气汤 (蓄血轻证)

(2) 抵当汤 (蓄血重证)

(3) 抵当丸 (蓄血缓证)

[**原文**] 太阳病不解，热结膀胱①，其人如狂②，血自下，下者愈。其外不解者，尚未可攻，当先解其外。外解已，但少腹急结③者，乃可攻之，宜桃核承气汤。(106)

太阳病，六七日表证仍在，脉微而沉，反不结胸④，其人发狂者，以热在下焦，少腹当硬满，小便自利者，下血乃愈。所以然者，以太阳随经⑤，瘀热在里故也。抵当汤主之。(124)

太阳病身黄，脉沉结，少腹硬，小便不利者，为无血⑥也。小便自利，其人如狂者，血证谛⑦也。抵当汤主之。（125）

伤寒有热，少腹满，应小便不利，今反利者，为有血也，当下之，不可余药，宜抵当丸。（126）

[方药]

桃核承气汤方

桃仁五十个（去皮尖） 大黄四两 桂枝二两（去皮） 甘草二两（炙） 芒硝二两

上五味，以水七升，煮取二升半，去滓，内芒硝，更上火微沸，下火。先食温服五合，日三服。当微利。

抵当汤方

水蛭（熬） 虻虫各三十个（去翅足，熬） 桃仁二十个（去皮尖） 大黄三两（酒洗）

上四味，以水五升，煮取三升，去滓。温服一升。不下，更服。

抵当丸方

水蛭二十个（熬） 虻虫二十个（去翅足，熬） 桃仁二十五个（去皮尖） 大黄三两

上四味，捣分四丸。以水一升煮一丸。取七合服之，晬时⑧当下血，若不下者，更服。

[词解]

①热结膀胱：邪热与瘀血蓄于下焦（包括膀胱、胞宫）。

②如狂：神志失常，较发狂为轻。

③少腹急结：下腹部拘急硬痛。

④结胸：证名，实邪结于胸膈脘腹。

⑤太阳随经：指太阳本经邪热，由表入里。

⑥无血：无瘀血证。

⑦谛：证据确凿。

⑧晬时：即周时。

[**按语**] 此皆为太阳病而血热互结，留于下焦，即太阳热邪传本之证而设之方。

原文106条乃蓄血轻证而兼有表证的证治。法当活血化瘀，通下瘀热。桃核承气汤（《玉函经》作桃仁承气汤）为调胃承气汤加桂枝、桃仁而成，故又名桃仁承气汤。具有活血化瘀、下瘀血之功，为泄热、逐瘀之轻剂，适用于热重于瘀的蓄血证。李培生在《柯氏伤寒附翼笺正》中称该方为"活血解凝，泄热去实，并导热下行，是蓄血轻证的治法"。主药桃仁活血通瘀，与大黄之祛瘀推陈相合，则降低阴血之凝聚性。桂枝、甘草辛甘化阳，以助桃仁、大黄活血祛瘀之功。故而本方温清兼施，升降有序。

原文124、125条乃蓄血重证的证治，法当破血逐瘀。原文126条乃蓄血缓证的证治，法当攻下瘀血，峻药缓图。抵当汤、丸证，以少腹硬满疼痛，如狂、发狂，小便自利为其辨证要点，其病位、病性、主要证候、治疗原则均同于桃核承气汤，然桃核承气汤证相对而轻，以少腹急结、其人如狂、小便自利为其见证。抵当汤为水蛭、虻虫类破血药，合桃仁、大黄活血清热药而成。意在破血逐瘀，为蓄血重证而设之方，李培生称其为"活血通瘀，泄热去实之峻剂"。因水蛭为主药，水蛭又名抵掌、抵当，故名抵当汤。抵当丸乃为蓄血缓证而设之方。然水蛭、虻虫均是治陈旧性瘀血之要药，瘀血未久，则非所宜，且孕妇及有失血史者禁用。

近代在外感病中，对流行性出血热少尿期出现蓄血证者用桃核承气汤以清化瘀热，疗效卓著，已成常规。对于急性盆腔炎、反复发作的慢性肾盂肾炎、妇产科杂病、内科实热性中风、粘连性肠梗阻、精神分裂症、脑外伤后遗症、暴发性痢疾、流行性出血热少尿期、糖尿病兼并发症者、皮肤病、中风属痰瘀互结者及过敏性紫癜，而具蓄血证者皆可应用。

抵当汤在《伤寒论》中用于太阳蓄血证和阳明蓄血证。在《金匮要略》中用治妇人杂病月水不利。近年多用于重症肝炎出血、昏迷、流行性出血热、中风后遗症、妇女经闭、顽固性痛经、癫痫、偏头痛具蓄血证者。近代报导，运用抵当丸治疗癥瘕积聚、血吸虫之肝脾肿大、结核性胸膜炎、结核性腹膜炎均收到较好的疗效。

[验案]

狂病案

吕某，女，19岁。三个月前值经期，因怒愤愤，日久郁而化火，血并于阳，瘀热互结，遂致狂病，届时三月余。症见性情躁动，头痛不寐，毁物，面红目赤，凝眸怒视，口燥便秘。舌绛苔黄腻，脉弦数。

当予散热消瘀之剂，故师桃核承气汤意予之：桃仁12g，大黄10g，桂枝10g，芒硝6g，郁金10g，枯矾3g，生甘草10g。水煎服。

服药5剂后，家属欣然相告，神识清，大便通，烦躁减。然仍时见神志呆滞。予以大黄、芒硝量减半，加礞石10g，磁石10g，香附10g。续服10剂，病愈。家属恐其复发，要求继续治疗，以末次方制成水丸以善后。（《柳少逸医案》）

流行性出血热案

傅书勤等介绍：应用桃核承气汤治疗流行性出血热症见明显蓄血证者19例，均获满意疗效。方法：全部采用桃核承气汤加味治疗，间或施以西医纠酸疗法。少阳蓄血者，投桃核承气汤合小柴胡汤；少阳阳明并病蓄血者，投桃核承气汤合大柴胡汤；阳明蓄血者，桃核承气汤分别与白虎汤或三承气汤并用。少阴蓄血，表现为暖休克者，桃核承气汤与四逆散合用；冷休克者，桃核承气汤与人参四逆汤或真武汤合用。血结胸（结胸证并蓄血），表现为热实者，桃核承气汤与大陷胸汤合用；表现为寒实者，与三物小白散合用。一般服桃核承气汤 1～2 剂出血止，蓄血证消失；也有出血倾向严重、日服 2 剂或多达 8 剂而获效者。效果：19 例中，除 1 例因投药稍晚而继发肠道大出血、脑干出血而死亡外，其余 18 例均获成功，蓄血见症全部消失（其中，愈于桃核承气汤者 16 例，愈于桃核承气汤加水蛭者 2 例）。［国医论坛，1986，（2）：25］

产后栓塞性静脉炎案

王某，女，25 岁。产后 13 天自觉发热，左下肢浮肿疼痛，行走不便。确诊为产后左下肢栓塞性静脉炎。采用青、链霉素和四环素等治疗，20 天后症状缓解而出院。后双下肢浮肿疼痛又日趋严重。检查：双下肢高度浮肿，腓肠肌压痛明显，踝关节背屈时双侧腓肠肌亦疼痛。舌质淡，苔白腻，脉沉弱。

证属新产气血俱虚，恶血内阻，气血瘀滞于经络，化为热毒，著于下肢经脉。治宜活血化瘀，清热化湿。方用抵当汤加味：水蛭 6g，虻虫 6g，桃仁 6g，大黄 3g，金银花 30g，当归 9g，赤芍 9g，冬瓜子 30g，木通 3g，泽泻 9g。

煎服 3 剂后，双下肢疼痛、肿胀减轻。原方改金银花为 15g，再加忍冬藤 30g。连续服药 12 剂后，病情明显好转，双下肢肿胀大减，但双腿仍有疼痛酸重感，自觉两腿发热，舌象正常，脉沉缓。投以养血通脉之剂，调理 10 余天基本痊愈。［北京中医学院学报，1984，（2）：38］

四、太阳病变证

1. 热邪壅肺证

麻杏石甘汤（热邪迫肺作喘证）

［原文］发汗后，不可更行桂枝汤，汗出而喘无大热者，可

与麻黄杏仁甘草石膏汤。（63）

下后，不可更行桂枝汤，若汗出而喘，无大热者，可与麻黄杏仁甘草石膏汤。（162）

[**方药**] 麻黄杏仁甘草石膏汤方

麻黄四两（去节）　杏仁五十个（去皮尖）　甘草二两（炙）石膏半斤（碎，绵裹）

上四味，以水七升，煮麻黄减二升，去上沫，内诸药，煮取二升，去滓。温服一升。

[**按语**] 此为汗后或下后，热邪迫肺作喘的证治，法当清宣肺热。方中麻黄伍石膏，清宣肺中郁热，佐杏仁降肺气以定喘，甘草安胃和中，共奏清热宣肺定喘之功。方中石膏用量多于麻黄一倍，制麻黄辛温之性而转为辛凉清热之功，麻黄则重于宣肺平喘。此乃相制性之用药也。一般认为，热、渴、喘、咳是麻杏石甘汤四大症，然而其热是外表皮肤之发热不甚高，口渴又非大渴，而汗出也非大汗，故咳、喘为其主症。此热郁于肺，清肃失司致喘，重在清肺；而桂枝加厚朴杏子汤以解表降逆而平喘，重在解表。故王晋三在《绛雪园古方选注》中有"喘家作桂枝汤，加厚朴、杏子治寒喘也，今以麻黄、石膏加杏子治热喘也"的记述。

现代研究表明，麻杏石甘汤为治疗呼吸系统感染性疾病之良方，今多用于急性支气管炎、小儿痉挛性支气管炎、支气管哮喘、老年性慢性支气管炎、肺炎、麻疹合并肺炎、百日咳等而见肺热证者；同时亦适用于风火型之咽炎、急性结膜炎、角膜溃疡、急性虹膜炎及麦粒肿等；根据"肺主皮毛"之理，从肺论治某些皮肤病疗效亦满意，如急性荨麻疹、玫瑰糠疹、皮肤瘙痒症、风疹、接触性皮炎等；根据"肺为水之上源"之理，用本方治疗遗尿症亦有报导；根据肺与大肠相表里，有用本方加味治疗痔疮的临床报告。总之，在现代医学领域中，本方广泛应用于呼吸、循环、神经、精神、传染及五官科疾病。

[验案]

喘证案

李某，女，27 岁。五日前因患感冒，发热恶寒，继而喘逆上气，胸胀或痛，息粗，咳痰不爽，痰吐稠黏，身痛无汗，口渴。舌质红苔黄，脉洪大。

此患者盖因外感风寒，致寒邪束肺，郁而发热，热郁于肺而致喘证。故师麻杏石甘汤意予之：生麻黄 10g，石膏 30g，杏仁 10g，生甘草 6g，桑皮 15g，姜皮 10g，穿心莲 15g。水煎服。

服药 1 剂，汗出热退，咳止喘息，5 剂后诸症若失。予以上方石膏减半，续服。又 5 剂病愈。予以梨贝滋膏善后。（《柳少逸医案》）

肺炎案

谢某，女，31 岁。恶寒、发热 3 天，咳喘，左胸痛，口渴，喉中痰鸣，咯出不爽。舌质红，苔薄黄，脉浮数。体温 39.6℃，血白细胞 26.1×10^9/L，X 线胸透诊断为左下肺炎。

证属温邪夹痰蕴肺，肺失宣降。治宜辛凉宣肺，泄热化痰。处方：生麻黄 5g，杏仁 10g，生石膏 50g（先煎），甘草 3g，金银花 20g，连翘 15g，炒黄芩 10g，薄荷 3g（后下），炒姜皮 15g。水煎服，日服 2 剂。

两日后身热胸痛均减，舌质红，脉滑数。前方生麻黄改炙麻黄，去薄荷加浙贝。3 剂热退胸痛止，喘平，咳嗽痰鸣亦减，但仍口渴。上方去金银花、连翘、黄芩，加芦根、北沙参，又进 3 剂。X 线胸透示左肺炎性病变已完全吸收，病愈。［中医杂志，1985，（5）：26］。

2. 肠热下利证

葛根芩连汤（里热夹表邪下利证）

[**原文**] 太阳病，桂枝证，医反下之，利遂不止，脉促者，表未解也；喘而汗出者，葛根黄芩黄连汤主之。（34）

[**方药**] 葛根黄芩黄连汤方

葛根半斤　甘草二两（炙）　黄芩三两　黄连三两

上四味，以水八升，先煮葛根，减二升，内诸药，煮取二升，去滓，分温再服。

[**按语**] 此乃里热夹表邪下利的证治，法当表里双解，清热止利。

"表未解也"，当先解表，表解则利自止。若见喘而汗出，是邪陷化热，上蒸于肺而作喘。方用葛根解表，芩、连清解里热，甘草和中安正，表解则下利止，里热清则喘汗除，为表里双解之剂。乃为里热夹表邪下利之证而设之方，功在表里双解、清热止利。故而《伤寒溯源集》中有"葛根解阳明之表，芩、连清邪热之盛，而和之以甘草者，所以抚定中州也"的记载，至于论中"先煮葛根诸药"之义，《伤寒附翼》认为可俾"解肌之力伏，而清中之气锐"。

现代研究表明葛根所含黄酮有明显解热作用，芩、连有广谱抗菌作用，尤其对大肠杆菌、痢疾杆菌的抑制作用很强，故该方有明显的解热抗菌能力。临床多用于治疗多种热性下利，如急性肠炎、小儿腹泻、急性菌痢、慢性泄泻而见湿热证者。尚可治疗流行性乙型脑炎、流行性脑脊髓膜炎、病毒性脑病、肠伤寒、上呼吸道感染等病而属湿热者。据报道本方尚能抗乌头碱、氯仿－肾上腺素、氯化钙等诱发或引起的各种心律失常。

[**验案**]

痢疾案

姜某，女，12岁。一周前突然发热，腹痛腹泻，大便先为稀便，旋即转为典型脓血样便，每日十余次，伴里急后重，全腹压痛，以下腹为著。医院肠道门诊确诊为"细菌性痢疾"，收入院予西药治疗，诸症缓解，然仍腹痛，日数次大便，仍较稀，带黏液和少量脓血。故出院延余中药治疗。其母代述：仍腹痛，里急后重，下利赤白相杂，肛门灼热，小便短赤。舌苔微黄，脉滑数。

证属表证未解，邪陷阳明，致湿热之邪壅滞肠中，气机不畅，传导失司。治宜清热，解表，解毒，化浊。故师葛根芩连汤意予之：葛根20g，黄芩6g，黄连6g，地榆20g，紫参20g，萹草20g，炙甘草6g。水煎服。

服药1剂后，腹痛已除，未见脓血便。续服3剂，诸症豁然若失。予以上方药量减半服之。一周后其母欣然相告，病臻愈可。（《柳少逸医案》）

乙脑夹热下利案

黄某，男，3岁。确诊为流行性乙型脑炎，于1958年8月20日入院。

患儿入院时，高热达40℃，有汗，口渴，面赤，唇干，呕吐，舌苔黄而润，大便日两次，微溏，脉数、右大于左。认为暑邪已入阳明气分，予以辛凉重剂，白虎汤加味。

22日诊：前后大剂白虎汤连服两天，高热不但不退，而且溏便增至一日四次，闻声惊惕，气粗呕恶，病势趋向恶化。但高热汗出、口渴、舌黄、脉大而数，均是白虎汤之适应证，何以服后诸症不减反而加重呢？苦思良久，忽悟到患儿人迎脉数、面赤、高热、汗出、微喘，是表有邪；舌黄不燥、呕恶上逆、大便溏泄且次数多，是脾胃蕴有暑湿，乃夹热下利证。此前屡投清阳明经热之白虎，既犯不顾表邪之错误，又犯膏、母凉润助湿之禁忌，无怪服药后高热和溏泄反有增无减。患儿既属夹热下利，纯系葛根黄芩汤证，因为下方：

葛根 12g，黄芩 9g，黄连 1.5g，甘草 3g。

一剂哺下，热即减至 39.4℃，两剂减至 38.8℃，大便转佳，呕恶亦止，很快痊愈出院。（《伤寒论方医案选编》）

3. 心阳虚证

（1）桂枝甘草汤、桂枝甘草龙骨牡蛎汤、桂枝去芍药加蜀漆牡蛎龙骨救逆汤（心阳虚惊悸证）

[**原文**] 发汗过多，其人叉手自冒心①，心下悸欲得按者，桂枝甘草汤主之。（64）

火逆下之，因烧针②烦躁者，桂枝甘草龙骨牡蛎汤主之。（118）

伤寒脉浮，医以火迫劫之③，亡阳④，必惊狂卧起不安者，桂枝去芍药加蜀漆牡蛎龙骨救逆汤主之。（112）

[**方药**]

桂枝甘草汤方

桂枝四两（去皮）　甘草二两（炙）

上二味，以水三升，煮取一升，去滓。顿服。

桂枝甘草龙骨牡蛎汤方

桂枝一两（去皮）　甘草二两（炙）　牡蛎二两（熬）　龙骨二两

上四味，以水五升，煮取二升半，去滓。温服八合，日三服。

桂枝去芍药加蜀漆牡蛎龙骨救逆汤方

桂枝三两（去皮）　甘草二两（炙）　生姜三两（切）　大枣十二枚（擘）　牡蛎五两（熬）　蜀漆三两（洗去腥）　龙骨四两

上七味，以水一斗二升，先煮蜀漆减二升，内诸药，煮取三升，去滓。温服一升。本云：桂枝汤，今去芍药，加蜀漆、牡蛎、龙骨。

[词解]

①叉手自冒心：双手交叉覆盖按捺于心胸部。

②烧针：即温针。

③火迫劫之：用火疗烧针强迫发汗。

④亡阳：亡失心阳，心神不敛。

[按语]　上述三方证，均属心阳虚，但证有轻重之分。

桂枝甘草汤证以心悸、欲得按为主证，属心阳虚之轻证。乃发汗过多、损伤心阳的证治，法当补益心阳。桂枝、甘草为辛甘化阳之伍，具补益心阳之功。汗多损伤心阳而悸者，用之则心阳得复心悸自愈。

桂枝甘草龙骨牡蛎汤证，为心神浮越之烦躁证，属心阳虚损轻证。为火逆复下，致心阳受伤，烦躁不安。故于桂枝甘草汤（复心阳）中加龙、牡，以潜阳镇逆、收敛心气。诸药合用，以奏补益心阳、镇潜安神之功。

桂枝去芍药加蜀漆牡蛎龙骨救逆汤证，为伤寒因火劫损伤心阳，而生惊狂的证治。惊狂、卧起不安者，示心阳损伤更重，已达亡阳程度，故用桂枝汤去芍药之阴柔以助心阳，加龙、牡敛正镇惊，加蜀漆消痰止狂，共奏敛正镇惊、止狂救逆之功。故此方乃为因火劫汗、亡失心阳而惊狂之证而设之方，乃治亡阳惊狂之重剂。因本证属火劫之逆而为病，故方名"救逆汤"。

桂枝甘草汤，现代多用于治疗心力衰竭、低血压等心血管疾病。应用时桂枝用量大于甘草用量，且要一次顿服，方能获温复心阳之效。近代尚有用本方加味治疗心源性哮喘的案例。蒲辅周先生曾用本方加远志、五味子、苏子、杏仁、橘红、姜、枣治疗先天性心脏病并发肺炎的案例。

桂枝甘草龙骨牡蛎汤、桂枝去芍药加蜀漆牡蛎龙骨救逆汤，均具温振心阳、重镇安神之效，前方证主以心神浮越之烦躁证，后方证主以心阳损重之惊狂证。今临床多用于治疗心悸、失眠、遗精、脱发及房颤诸疾。近代尚有用桂枝甘草龙骨牡蛎汤治疗老年中风者，中经络，用本方加钩藤、天麻、地龙、半夏，眩晕者加石决明；中脏腑，闭证加石菖蒲、郁金、钩藤、天麻、地龙、半夏，脱证加生脉饮；恢复期加黄芪、地龙、全蝎、牛膝、杜仲、枸杞、狗脊。另外尚有用本方加味治疗荨麻疹、肌纤维组织炎者。鉴于龙骨所含之钙能促进血液凝固、减少毛细血管壁的通透性，并抑制骨骼肌的兴奋，牡蛎所含的碳酸钙、磷酸钙及硫酸钙能抑制胃酸分泌，蜀漆有明显的抗疟、抗阿米巴、解热、降低血压、抑制流感病毒的作用，故而桂枝去芍药加蜀漆牡蛎龙骨救逆汤具有发汗、解热、制酸、抗疟、抗流感病毒、减低兴奋性作用。

[验案]

低血压眩晕案案

邢某，男，31岁。素体阳虚，发现低血压（80/50mmHg）十余年，眩晕而精神萎靡，形寒肢冷，少寐多梦，健忘体倦，腰膝酸软，耳鸣。舌淡，脉沉细。

证属肾阳不足，清窍失养而致眩晕。治宜益元通阳之剂，故予桂枝甘草汤加味：桂枝12g，炙甘草10g，肉桂6g，鹿角胶6g（烊化）。水煎服。

服药10剂，诸症豁然，血压升至90/60mmHg。上方加五味子10g，红参6g，续服20剂，眩晕止，神充体健，血压110/70mmHg。为巩固药效，嘱服右归丸经年。此案之效，在于桂枝甘草汤乃辛甘化阳之伍，辅以肉桂、鹿角胶益元荣督，则阳气通达，清阳得以上升，浊阴得以下降，而眩晕止，血压升。红参、五味子乃益心阳之伍，则脉通也。（《柳少逸医案》）

脱发案案

《江苏中医杂志》1981年第3期王朝迎氏报道：以桂枝甘草

龙骨牡蛎合二至丸（桂枝、龙骨、牡蛎、白芍、甘草、女贞子、旱莲草、五味子，随症加减）治疗脱发证 34 例，除 5 例无效外，其余 29 例均治愈。（《伤寒方用荟萃》）

房颤案

营某，女，68 岁。胸闷心慌三年余，曾在某院诊为"冠心病房颤"，经治疗症状稍好转，但房颤未消失。近一月来头晕、心慌、气怯等症加重，伴胸脘痞闷，纳少，心胸懊恢，莫可名状，症以夜间为甚，夜寐不平，起卧不安。服潘生丁、地高辛等症状不能减轻。舌苔薄，脉细至数不调。来诊时体检：心率 120～130 次/分，心律不齐。血压 160/90mmHg。心电图提示：心房纤颤；ST－T 改变。

根据以上症状，辨证为心阳不足、心气虚衰、心神失养，治宜通阳镇惊安神。以桂枝救逆汤去甘草，生姜易干姜，加党参、麦冬、五味子。

服 7 剂后，胸闷心慌明显好转，脉律较前齐，但夜间心悸仍小作，疲乏气急等症仍有，舌苔薄，质淡红，舌体胖。原法有效，继进 7 剂。至三周后复诊时诉心悸等症小作，稍有胸闷倦怠乏力，舌苔薄，质有紫气，脉细弱，偶有结代。复查心电图：窦性心律，正常心电图。服上药有效，再进原方合炙甘草汤 15 剂，以冀巩固。

桂枝救逆汤又名桂枝去芍药加蜀漆牡蛎龙骨救逆汤，是通阳重镇安神之剂，本治误用火劫发汗，致心阳损耗、心神失守而惊狂不安之证。本例患者年将古稀，心悸病史已三年余，并诉心悸夜间发作，均为心阳不足之依据，并有因夜间心悸而不得平卧现象，故拟本方治疗。方中以桂枝汤去芍药（即桂枝甘草汤之辛甘）振奋心阳，龙骨、牡蛎镇摄心神，加蜀漆以其能"去胸中邪结气"，以达到通阳镇惊安神而使房颤复律之作用。［中医杂志，1982，（11）］

（2）茯苓甘草汤（心阳虚水停心下证）

[原文] 伤寒，汗出而渴者，五苓散主之；不渴者，茯苓甘草汤主之。（73）

伤寒，厥而心下悸，宜先治水，当服茯苓甘草汤，却治其厥，不尔[1]，水渍入胃[2]，必作利也。（356）

[方药] 茯苓甘草汤方

茯苓二两　桂枝三两（去皮）　甘草一两（炙）　生姜三两（切）

上四味，以水四升，煮取二升，去滓。分温三服。

[词解]

①不尔：尔，作如此。不尔，作不如此解。

②水渍入胃：水饮浸渍下入于肠。

[按语] 73 条中，伤寒，汗出不渴，主以茯苓甘草汤，王晋三认为："其义行阳以统阴，而有调和营卫之妙。甘草佐茯苓，渗里暖中并虞，是留津液以安营，生姜佐桂枝，散外固表并施，是行阳气而实卫，自无汗出亡阳之虞。"水饮停蓄心下则悸，胸阳被遏而不达四末则厥，356 条悸、厥系水邪阻遏胸阳所致，法当温中化饮、通阳利水，故先治水。方以茯苓淡渗利水，桂枝甘草辛甘化阳以行水，生姜宣散水气，共奏通阳行水之功。

茯苓甘草汤与五苓散，皆太阳标本齐病、表里兼主之剂。不同之处，五苓散主邪已入里，表证已微，故桂枝一味主表，余四味主里；茯苓甘草汤之邪犹在经，里证尚少，故用茯苓一味主里，余三味皆主表之药。

近代验案，原用茯苓甘草汤尚属少见，医家多以本方合苓桂术甘汤或苓桂甘枣汤治疗痰饮病之具惊悸厥逆证候者。

[验案]

心下悸案

林某，女，32 岁。心下悸，短气，眩晕，肢体疲倦，脘腹喜温畏冷，背寒，心下痞满，胃中有振水声，口干不欲饮，食少便溏。近一年来诸症加剧，时恶心，呕吐痰涎。舌体胖，畔有印痕，苔白滑，脉滑而细。

此乃脾肾阳虚，气化失司，胃中停饮而致。治宜温阳化饮之剂，予以茯苓甘草汤加味：茯苓 30g，桂枝 12g，炙甘草 6g，生姜 10g。水煎服。

服药 5 剂，心悸、眩晕若失，且口干引饮，小便增多，大便成形，惟偶有恶心、吐痰涎，予上方加人参 6g，吴茱萸 3g，姜皮 10g。服 5 剂后，患者欣然相告，诸症悉除，病臻痊可。（《柳少逸医案》）

（3）桂枝加桂汤（心阳虚奔豚证）

[原文] 烧针令①其汗，针处被寒，核起而赤者，必发奔豚②，气从少腹上冲心者，灸其核上各一壮，与桂枝加桂汤，更加桂枝二两也。（117）

[方药] 桂枝加桂汤方

桂枝五两（去皮）　芍药三两　生姜三两（切）　甘草二两（炙）　大枣十二枚（擘）

上五味，以水七升，煮取三升，去滓。温服一升。本云：桂枝汤，今加桂满五两。所以加桂者，以能泄奔豚气也。

[词解]

①令：责令，迫之。

②奔豚：为证候名，似小猪奔突状来形容自觉有气自小腹急冲胸咽，苦不堪言。

[按语] 此乃心阳虚而发奔豚的证治，法当温通心阳，平冲降逆。

汤熨、针石、酒醪，是秦越人的主要治病方法，至汉代仍广为应用，故有"烧针发汗"法。太阳表邪未解，误以烧针取汗而损伤心阳，寒邪乘虚上犯而发奔豚。用桂枝汤加桂，具有温通心阳、平冲降逆之功而治奔豚。本方加桂，是加桂枝还是加肉桂，历来有所争议。从"今加桂满五两"文意看，当是桂枝。

桂枝加桂汤以其温通心阳、平冲降逆之功，多用于奔豚气、脑外伤后综合征、肢端硬皮病、过敏性结肠炎、冻疮等病。

[验案]

奔豚案

王某，男，38 岁。患者性情急躁，半年前因当生产队队长与队员争执而感脘腹不适且痛，小腹拘挛，自觉气从小腹上冲至心下，继而至咽，旋即昏厥。家人急送医院，未至医院即醒。后每两三日发作一次，诸医以郁证调治罔效。适余巡回医疗至其地，患者来诊。其为一中年壮汉，眼布红丝，体轻度黄染，舌淡苔白，脉弦。证属肝气郁结，阴阳失和，冲脉之气厥而上逆所致。余先嘱其服用《金匮要略》猪膏发煎，以猪脂利血脉荣冲脉，乱发消郁开结，则少腹急满可愈。

服药三日，欣然相告未发，嘱续服用。翌日夜家人告知病作，因病人之家在医疗队驻地，余即出诊赴其宅。见病人仰卧在床，神识不清，针刺人中、十宣，闻其咽中痰声作而厥逆缓，旋即复苏呓语，但仍神识不清，诊其脉沉弦。处以桂枝加桂汤加味：桂枝 20g，白芍 15g，炙甘草 10g，生姜 10g，大枣 10g。嘱翌日取药。服药一周，未厥，惟时感脘腹不适，嘱原方续服，并让其自灸气冲穴。续治疗一周，病人欣然相告，诸症悉除。（《柳少逸医案》）

肢端硬皮病案

鲁某，女，37 岁，1979 年 9 月 18 日初诊。双手、前臂疼痛已月余。10 多天来指端发凉呈青紫，查双手皮肤紧张发硬如鸡爪，活动困难，脉沉细，舌质淡白，苔薄白。宜温经通络、补气养血、活血化瘀，拟桂枝加桂汤加丹参 15g、川芎 5g、黄芪 15g、当归 10g，服 20 剂后病情好转。[上海中医药杂志，1982，（2）]

（4）苓桂甘枣汤（心阳虚欲作奔豚证）

[原文] 发汗后，其人脐下悸者，欲作奔豚，茯苓桂枝甘草大枣汤主之。(65)

[方药] 茯苓桂枝甘草大枣汤方

茯苓半斤　桂枝四两（去皮）　甘草二两（炙）　大枣十五枚（擘）

上四味，以甘澜水一斗，先煮茯苓减二升，内诸药，煮取三升，去滓。温服一升，日三服。

作甘澜水法：取水二升，置大盆内，以杓扬之，水上有珠子五六千颗相逐，取用之。

[按语] 此乃心阳虚欲作奔豚的证治，法当温通心阳，化气行水。

桂枝加桂汤之"必发奔豚"，与苓桂甘枣汤之"欲作奔豚"，是以有无"气冲"划分的。上冲者为桂枝加桂汤证，不上冲者属苓桂甘枣汤证。而桂枝加桂汤证与《金匮要略》奔豚汤证均以气从少腹上冲咽喉为主症，皆名奔豚。但二者病因不同，治法各异。前者为外感而致心阳虚损，下焦寒气乘虚上冲，方用桂枝加桂汤，温通心阳，平冲降逆；后者为七情所伤，肝气郁结，化热上冲，方用奔豚汤养血平肝，和胃降逆。

《难经》云："肾之积，名曰奔豚。"其状发于小腹，上至心下，若奔豚；或上或下无时，久不已，令人喘逆，骨痿少气。《绛雪园古方选注》认为："肾气奔豚，治泻之制之。"是方即茯苓甘草汤，恶生姜而去之，其义深且切矣。汗后阳虚，心阳不足，心火不能下达于肾，肾水不得蒸化，水停于下，有上逆之势，故心悸，脐下跳动，欲作奔豚。欲作与已作之桂枝加桂不同，心阳虚，下焦寒气上冲故作；心阳虚，下焦水饮欲上逆凌心故欲作。本方以茯苓淡渗利水，大枣健脾化湿，桂枝、甘草辛甘化阳，以温通心阳，于是心阳复，水饮去，则悸动止。

甘澜水,《玉函经》作"甘烂水",又名"劳水",其意将水扬数遍,令其烂熟,可去其水寒之性而不助水邪之义。甘澜水最早见于《内经》之半夏秫米汤。

近代研究表明,本方能扩张血管,改善循环,减轻心脏前负荷,消除肺淤血与水肿;尚可治疗神经官能症、癔病、更年期综合征。

[**验案**]

心包积液案

谢某,女,36 岁。两周前以急性心包炎入内科治疗。经西药治疗诸症悉减,以心包积液未解,请家父吉忱公会诊。患者自述仍心慌心悸,呼吸急促,疲乏无力。查舌下赤络紫暗,舌淡红,苔薄白,脉滑。

证属脾肾阳虚、气化失司、心肺气虚、水气凌心之证。师苓桂甘枣汤意,立益脾肾、温心阳、达宗气之法。处方:茯苓 30g,桂枝 15g,炙甘草 10g,大枣 10g。水煎服。

服药 15 剂,心包积液消失。(《柳吉忱医疗经验集》)

癔病案

孙某,女,40 岁。患癔病、功能性抽搐。住院治疗服多种镇静剂罔效。就诊时,项强背反,呃逆不止,发作频繁,一日数次,面色滞黯,舌质暗紫,苔薄,脉细弦。

先柔肝止痉,方用百合地黄汤合甘麦大枣汤加味,症虽有缓,但项强背反、呃逆、肢厥仍作。细问其症,诉发作时自觉腹部鼓动,有气自下腹上冲咽喉,胸中窒闷,随之呃逆、项强背反、四肢厥冷相继而作。予苓桂甘枣汤加味:桂枝、炙甘草、红枣、炒僵蚕、天冬、麦冬、龙骨各 9g,朱茯苓、牡蛎各 12g,百合、干地黄各 15g,山药 30g,全蝎 2g(研冲),保和丸 18g(包煎)。

煎服 7 剂后，奔豚不作，他症悉除，心情舒畅。〔浙江中医杂志，1987，（4）：180〕

4.心阴心阳两虚证

炙甘草汤（气阴两虚心脉失养证）

〔**原文**〕　伤寒，脉结代，心动悸，炙甘草汤主之。（177）

〔**方药**〕　炙甘草汤方

甘草四两（炙）　生姜三两（切）　人参二两　生地黄一斤
桂枝三两（去皮）　阿胶二两　麦门冬半升（去心）　麻仁半升
大枣三十枚（擘）

上九味，以清酒七升，水八升，先煮八味，取三升，去滓，内胶烊消尽。温服一升，日三服。一名复脉汤。

〔**按语**〕　此乃心阴心阳两虚的证治。心阴虚则心失所养，心阳虚则鼓动无力，故脉见结代，心下悸甚。法当通阳复脉，滋阴养血。《素问·至真要大论》云："燥淫于内，金气不足，治以甘辛也。"方以炙甘草、大枣、人参补中益气；生地、阿胶、麦冬、麻仁滋阴养血；桂枝、生姜温阳化气；酒通脉行血。药用清酒煎煮，可增强其方之通经活络利血脉作用。诸药合用，共奏滋阴养血、通阳复脉之功。盖炙甘草补中益气，使气血化生有源，成复脉之本，任为主药，故方名炙甘草汤。因具复脉之功，故又名复脉汤。

本方以桂枝汤去芍药加人参先扶其阳，以胶、麦、麻、地滋养其燥，又恐人不察其独培中土之意，故仲景标其汤名曰炙甘草汤。《绛雪园古方选注》认为："脉络之病，取重心经，故又名复脉汤。"其方解为"人参、麻仁之甘以润脾津；生地、阿胶之咸苦，以滋肝液；重用地、冬浊味，恐其不能上升，故君以炙甘草之气厚，桂枝之轻扬，载引地、冬上承肺燥，佐以清酒芳香入血，引领地、冬归心复脉；仍使以姜、枣和营卫，则津液悉上供于心肺矣。"喻嘉言称："此仲景伤寒门中之圣方也。"而《医方集解》称："此手足太阴药也，人参、麦冬、甘草、大枣益中气而复脉；生地、阿胶助营血而宁心；麻仁润滑以缓脾胃；姜、桂辛温以散余邪；清酒以助药力。"《血证论》称："此方为补血之大剂。姜、枣、参、草，中焦取汁，桂枝入心化气，变化而赤；然桂性辛烈能伤血，故重使生地、麦冬、芝麻以清润之，使桂枝雄烈之气变为柔和，生血而不伤血；又得阿胶潜伏血脉，使输于血海，下藏于肝。合观此方，生血之源，导血之流，真补血之第一方，未可轻议加减也。"《医门法律》称："炙甘草汤，仲景伤寒门治邪少虚多，脉结代之圣方也。"

《温病条辨》在仲景复脉汤的基础上，去甘辛温热之参、桂、姜、枣、酒，加入芍药，成养血、敛阴、生津、润燥之剂，主治阳明腑实证经下法后，实热已除，阴液已亏，出现"脉虚大，手足心热甚于手足背者"，汤名"加减复脉汤"，乃取"炙甘草汤"方义，而减去辛甘温热之品，加养血敛阴之芍药，构成纯阴柔润之剂。吴鞠通对《伤寒论》的"复脉汤"进行方证分析："在仲景当日，治伤于寒者脉结代，自有取于参、桂、姜、枣以复脉中之阳；今伤于温者之阳亢阴竭，不得再补其阳也。用古法而不拘于古方，医者之化裁也。"

近代研究炙甘草汤对气血虚弱证之心律失常，有较好的恢复作用。临床多用于病态窦房结综合征、病毒性心肌炎、冠心病、心绞痛、风心病及青盲、内障、视惑等多种眼疾。由于本方具有气血双补、阴阳并调之功，尚用于萎缩性胃炎、红斑性肢痛、大动脉炎、脑外伤后遗症、肩凝症、功能性子宫出血、更年期综合征等。

[验案]

心肌炎案

仲某，女，31岁。一月前因发热、身痛、心慌，以病毒性心肌炎收入院西药治疗。经治一周，发热、体痛息而出院。然仍心动悸，气短，神疲乏力，胸闷自汗出，动则心悸胸闷剧，延余诊治。口干舌燥，舌红少津，脉代。

此乃邪毒伤及气阴，稽留不去，宗气不足，失其贯心脉行血气之职，而发心悸、脉代。治宜益气养阴，助心阳以复脉。予以炙甘草汤加味：炙甘草 12g，红参 10g，桂枝 10g，生地 15g，阿胶 10g（烊化），麦冬 15g，麻仁 10g，生姜 10g，大枣 10g。水煎服。

服药 10 剂后，胸闷、心悸悉减，惟仍时有短气，予上方加黄芪 20g、黄精 15g。续服 10 剂，诸症豁然若失，嘱服中成药生脉饮以益心脉。（《柳少逸医案》）

室性频发早搏案

徐某，女，37 岁。患室性早搏已三四年。每晚静卧（尤其是向左侧卧）即作，有时出现二、三联律。每当精神激动时则剧作，脉搏每分钟 80 次，而早搏多达 20～30 次，并感心慌心悸，胸闷微痛，夜寐多梦，咽喉口舌干燥，大便偏结，舌少苔。无胃痛，无浮肿，血压正常。

投以炙甘草汤：炙甘草 30g，党参 15g，桂枝 4.5g，生姜 3 片，红枣 5 枚，生地 60g，麦冬 30g，阿胶 6g，麻子仁 9g，白酒 2 匙。

连服 10 余剂而痊愈。随访多年，未见复发。（《伤寒论方医案选编》）

5. 脾胃阳虚证

（1）茯苓桂枝白术甘草汤（脾阳虚水停证）

[原文] 伤寒，若吐若下后，心下逆满，气上冲胸，起则头眩，脉沉紧，发汗则动经[①]，身为振振摇者，茯苓桂枝白术甘草汤主之。(67)

[**方药**] 苓桂术甘汤方

茯苓四两　桂枝三两（去皮）　白术　甘草（炙）各二两

上四味，以水六升，煮取三升，去滓。分温三服。

[**词解**] ①动经：伤动经脉。

[**按语**] 此乃误用吐下，脾胃气虚，水气上冲的证治。法当温阳健脾，利水降冲。

邪在太阳当汗，若误用吐下，损伤脾胃之阳，则致中虚水气上冲逆满证。水气内停，蒙蔽清阳，故起则头眩；脉沉主里，紧主寒，此寒在里。故用苓桂术甘汤以温化水气。王晋三称"此太阳、太阴方也"，认为："膀胱气钝则水蓄，脾不行津液则饮聚。白术、甘草和脾以运津液，茯苓、桂枝利膀胱以布气化，崇土之法，非但治水寒上逆，并治饮邪留结，头身振摇。"

《金匮要略》痰饮篇有"心下有痰饮，胸胁支满，目眩""短气有微饮，当从小便去之"条，其治均宗"病痰饮者，当以温药和之"之法。故而，成无己有"阳之不足，补之以甘，茯苓、白术生津液而益阳也；里气逆者，散之以辛，桂枝、甘草行阳散气"之论；而任应秋有"其实桂枝仍为降冲逆，桂枝、甘草协和又有强心扶阳作用，白术专在利水"之要言。

《实用经方集成》认为：苓桂术甘汤证与真武汤证，皆为阳虚水停证。不同点是真武汤证是肾阳虚，水邪泛滥；苓桂术甘汤证是脾阳虚，水停心下。历代医家变通本方，临床应用甚广。如《千金要方》将本方桂枝改桂心，名甘草汤，治痰饮、支饮、目眩者；《济生方》将本方去桂枝加参、夏，名理中化痰丸，治疗脾胃虚寒、痰涎内停、呕吐食少之证；《证治准绳》用本方去桂枝、甘草，加生姜，名姜术汤，治停饮怔忡。

近代医家多用本方加减治疗慢性支气管炎、支气管哮喘、风湿性心瓣膜病、肺源性心脏病、甲状腺功能亢进等引起的心功能不全，以及内耳眩晕病、溃疡病、慢性肾炎等证属脾阳不足、水气内停证。

经方大家孙祥云公与家父共事多年。70年代中期，笔者曾问道于公。公尚云："五十年代内科曾有一'风湿性心脏病，心包积液'患者，请中医科会诊，以'苓桂术甘汤'原方愈之。西医大夫惊奇疗效之甚，并问之。对曰：'《金匮》云：膈间有支饮，其人喘满，心下痞坚，其脉沉紧；当从小便去之，苓桂术甘汤主之。证符、方对，而药效也。'"

[验案]

痰饮案

房某，女，46岁。素体阳虚，心下痞，时吐痰沫，胸胁支满，不欲饮食，目眩，口干不欲饮。舌淡红，苔薄白，脉沉细而滑。

此乃脾阳不振、气化无力而成痰饮。故予苓桂术甘汤主之。乃"病痰饮者，当以温药和之"，故寓桂枝甘草汤以辛甘化阳；脾失健运，有赖白术健脾益气；淡味渗泄为阳，此乃主以茯苓君药之谓也。处方：茯苓30g，桂枝12g，炒白术15g，甘草6g。水煎服。

服5剂后，诸症悉减，续服5剂，病臻痊可。嘱服茯苓粥（茯苓、山药、薏仁、赤小豆、小米各等份），以健中州。（《柳少逸医案》）

风湿性心脏病案

刘某，女，21岁。患风湿性心脏病二尖瓣狭窄4年。近年劳累，病情骤剧，心悸不已，面唇紫青，稍动则气喘，咳吐多量清稀泡沫痰涎，夜寐不能平卧，常于寐中憋醒，咳喘端坐，两下肢显著浮肿，按之没指，小便不利，四肢厥冷。舌质淡胖嫩，苔白灰水滑，脉沉细数弱。

证属心阳虚损，水饮泛滥。治以温阳化饮，温补心阳。处方：茯苓 15g，肉桂 9g，白术 9g，炙甘草 6g，莲肉 9g，党参 30g，猪苓 12g，泽泻 9g，人参精 15 滴。

煎服 12 剂后，小便通，尿量增多，咳喘减轻，浮肿渐消。再进 24 剂，病情改善。遂改服参苓白术丸 9g，日 3 次，病情稳定，后因结婚妊娠分娩，病情一度反复。照原方继服 30 余剂，始离险期。嘱其避孕，休养生息。停药 4 年来未再反复，能坚持一般生产劳动，疗效巩固。[辽宁中医杂志，1983，(8)：24]

（2）小建中汤（脾阳虚心悸证）

[原文] 伤寒二三日，心中悸而烦者，小建中汤主之。(102)

伤寒阳脉涩，阴脉弦，法当腹中急痛，先与小建中汤；不差者，小柴胡汤主之。(100)

[方药] 小建中汤方

桂枝三两（去皮） 甘草二两（炙） 大枣十二枚（擘） 芍药六两 生姜三两（切） 胶饴一升

上六味，以水七升，煮取三升，去滓，内饴，更上微火消解，温服一升，日三服。呕家不可用建中汤，以甜故也。

[按语] 102 条乃里虚伤寒心悸的证治，法当健中补脾，调和气血。伤寒二三日，由于患者中气不足，兼见心悸而烦，故用小建中汤以建中补脾，扶正以祛邪，里气和则表自解。方重用饴糖甘温补中，倍用芍药酸甘化阴，合桂枝甘草辛甘化阳，姜枣调和营卫，合用为温中健脾、平补阴阳、调和营卫之方。

尤在泾将此条（102 条）列为"伤寒里虚法先补里"条，以"正虚不足，而邪欲入内也，是不可攻其邪，但与小建中汤温养中气，中气立则邪自解"为论。《医宗金鉴》以"其人中气素虚，虽有表证，亦不可汗之……故以小建中汤，先建其中，兼调营卫也"为法。柯琴云："名建中，寓发汗于不发之中，曰小者，以半为解表，不全固中也。"成无己云："脾者，土也，应中央处四脏之中。为中州，治中焦，生育营卫，通行津液。一有不调，则营卫失所育，津液失所行，必以此汤温建中脏，是以建中名焉。"

王晋三云："建中者，建中气也。名之曰小者，酸甘缓中，仅能建中焦营气也。前桂枝汤是芍药佐桂枝，今建中汤是桂枝佐芍药，义偏重于酸甘，专和血脉之阴。芍药、甘草有戊己相须之妙，胶饴为稼穑之甘，桂枝为阳木，有甲己化土之义，使姜枣助脾与胃行津液者，血脉中之柔阳，皆出于胃也。"

100 条是少阳兼里虚寒证，先补后和的治法，即侧重于先建立中气，后和解少阳。盖腹中痛亦柴胡证中之一候，寓以先补后解，乃仲景神妙之法也。

芍药具有镇痛、镇静、抗惊厥、抗炎、抗溃疡作用；桂枝具抗菌、抗病毒作用；生姜可使肠管松弛；大枣护肝，增强肌力；饴糖供人以能量。此为小建中汤治疗虚劳的机理。临床多用于虚证低热、脊髓空洞症、慢性胃炎、溃疡病、习惯性便秘、溶血性黄疸病、再生障碍性贫血及缺铁性贫血等病。

仲景《伤寒论》之小建中汤，乃伊尹《汤液经法》之建中补脾汤，又名"正阳旦汤"。

［验案］

腹痛案

王右。腹痛，喜按，痛时自觉有寒气自上下迫，脉虚弦，微恶寒，此为肝乘脾，小建中汤主之。川桂枝三钱，大白芍六钱，生草三钱，生姜五片，大枣十二枚，饴糖一两。（《经方实验录》）

十二指肠溃疡案

谢某，男，33 岁，工人，门诊号 22758。1964 年 12 月 31 日门诊。患者自 1958 年开始胃痛，1964 年 1 月 30 日在某医院经 X 线检查诊为十二指肠溃疡。患者不同意手术，转为中西药治疗无效，而来我院门诊。患者每天饭前胃部疼痛，剧烈时手足冰冷，有时气上冲胸，吞酸嗳气，食欲不振，大便稍结，粪略黑色，小便不黄，腹部闷胀喜按。舌苔白，脉弦滑……大便潜血（＋）。

诊为脾胃虚寒，服香砂六君加味 20 剂，胃痛稍减，肢冷汗出，嗳气频频，脉仍弦滑，改服小建中汤加白胡椒。处方：桂枝 6g，白芍 18g，生姜 3 片，大枣 9g，白胡椒 6g，饴糖 45g。先煎药去渣，后入饴糖烧热，分三次服。

上药两日服 3 剂，痛止，手足温和。原方加当归、炙黄芪各 9g，继服 31 剂，至 1965 年 2 月 25 日复查大便，潜血消失，症状消失，痊愈。[广东医药，1965，（6）：17]

经来胃脘痛案

姜某，女，42 岁。素有胃脘痛史，每遇经期必发。近因食冷而发，又值行经期，症见胃脘隐痛，喜温喜按，空腹痛剧，纳呆，神疲乏力，大便溏薄，舌淡苔白，脉弦。

证属脾胃虚寒，经期阴血趋下灌注胞宫，而冲脉之气浮越于上，夹胃气上逆，气机不畅而发脘痛。治宜温阳健中、和冲降逆之剂，予小建中汤加暖肝温肾、行气止痛之小茴香治之：桂枝 12g，炙甘草 10g，大枣 12 枚，白芍 30g，生姜 10g，小茴香 6g，饴糖 10g。水煎服。

服药 3 剂，诸症若失，续服 3 剂，病愈。嘱其素日服用益母草膏和良附丸。经前两周服用加味小建中汤。患者按法，调三月，再未复发。（《柳少逸医案》）

（3）厚朴生姜半夏甘草人参汤（脾阳虚腹胀证）

[**原文**] 发汗后，腹胀满者，厚朴生姜半夏甘草人参汤主之。（66）

[**方药**] 厚朴生姜半夏甘草人参汤方

厚朴半斤（炙，去皮）　生姜半斤（切）　半夏半升（洗）甘草二两（炙）　人参一两

上五味，以水一斗，煮取三升，去滓。温服一升，日三服。

[**按语**] 此乃脾虚气滞腹胀的证治，法当健脾温运，宽中

除满。

过汗（或其他误治）致中阳受伤，脾失健运，胃失和降，气机不畅，故壅而作胀。故用之以温运脾阳、宽中除满之法。方中厚朴苦温善消腹胀，生姜辛开理气，半夏散结燥湿，人参、甘草健脾培土以助运化。全方合用，升降调中，补而不腻，消而无伤，共成健脾宽中之功，为补泻兼行之法也。本方行气消满之药大于健脾益气之药，对脾虚气滞之证，寓有治标宜急、治本宜缓之意。故尤在泾云：“发汗后，表邪虽解而腹胀满者，汗多伤阳，气窒不行也。是不可徒补，补之则气愈窒。亦不可迳攻，攻之则阳益伤，故以人参、甘草、生姜助阳气，厚朴、半夏行滞气，乃补泻兼行之法也。”

小建中汤证与厚朴生姜半夏甘草人参汤证，均为脾阳虚及中焦不利证候，但前者为脾阳不足、气血不和，以腹中痛为主，同时见虚怯少气、面色无华诸候；而后者属脾阳虚，运化失职，气滞于腹，以腹胀满为主症。笔者认为后世治杂病之健脾和胃、化痰除满之四君、二陈、平胃诸方，均效法于厚朴生姜半夏甘草人参汤之意。

厚朴生姜半夏甘草人参汤，现代多用于慢性胃炎、慢性肠炎、慢性胰腺炎、慢性消化道功能紊乱、溃疡病、气鼓、妊娠恶阻、慢性迁延性肝炎、早期肝硬化等病而具有脾虚气滞证者。

[验案]

心下痞案

赵某，女，52 岁。素禀赋不足，往有十二指肠球部溃疡病史。症见腹部胀满，饭前多见胃脘绵绵作痛，口吐清水，喜温喜暖，四肢欠温，伴大便溏。舌质淡，苔薄白，脉虚缓。

此乃脾虚气滞腹胀之证，治当健脾和胃、消痞除满。师厚朴生姜半夏甘草人参汤意予之：厚朴 12g，党参 12g，姜半夏 10g，炙甘草 6g，陈皮 10g，生姜 10g。水煎服。

服药 5 剂，诸症豁然若失，续服 5 剂，病愈。嘱服香砂养胃丸一周以健脾和胃，防其复发。(《柳少逸医案》)

胃扭转案

殷某，女，22 岁。患者自 1975 年 12 月起患胃痛，次年在当地诊为十二指肠球部溃疡，经治症状改善。1979 年 4 月下旬，患者胃痛骤然加剧，脘腹胀满，伴呕吐泛酸，甚则向两肩背及腰部放射，此后每日只能进少量流质，身体消瘦，精神倦怠，四肢乏力。一周后，以"胃溃疡、胃扩张"于当地医院住院，服用中西药治疗，症状未能缓解。同年 11 月 20 日经该院 X 线钡餐检查，确诊为"胃扭转、十二指肠球部溃疡"，前后经多方施治 8 个月而病情改善不显，遂决定来京治疗。1980 年 1 月 7 日初诊：脘腹胀满，呕吐泛酸，食后更甚，胃痛阵作，喜暖惧按，好发于清晨午后，不思纳食，形体消瘦，精神不振，气短乏力，面色苍白，四肢不温，大便秘结，2～3 日一行，舌苔薄白，脉弦细。

证属脾虚中满，兼有积滞，总宜消补兼施。处方：半夏 9g，党参 18g，厚朴 15g，干姜 9g，甘草 6g，枳实、槟榔、焦大黄、神曲、山楂、麦芽各 9g。

服上药 10 剂后，胃脘胀痛逐渐减轻，呕吐已除，纳食稍增。每日进食五两，大便仍偏干。药已中的，前方去槟榔加莱菔子 9g，守方再进。上方又续服 2 周后腹胀明显减轻，共服药 25 剂，症情日趋稳定，要求带药返回，仍守原方稍事增减：党参 18g，半夏 9g，厚朴、干姜、焦大黄各 12g，神曲、山楂、麦芽、枳实各 9g，砂仁、甘草各 6g。患者一直坚持服上方，自 3 月初即恢复上班，自后长服此方直至 9 月底再次复查，证实胃扭转完全治愈，腹胀已除，纳食完全恢复正常。并始终坚持上班而自行停药，1980 年 10 月下旬，来京感谢痊愈。[中医杂志，1981，(4)：21]

6. 肾阳虚证

（1）干姜附子汤（阳虚烦躁证）

[原文] 下之后，复发汗，昼日烦躁不得眠，夜而安静，不呕、不渴，无表证，脉沉微，身无大热者，干姜附子汤主之。(61)

[方药]　干姜附子汤方

干姜一两　附子一枚（生用，去皮，切八片）

上二味，以水三升，煮取一升，去滓。顿服。

[按语] 太阳病误下复汗，阳气大伤，或素体阳虚，阴寒内盛，虚阳外扰，均可发生本证。昼日烦躁不眠，夜反安，身无大热，是因为白天阳旺，虚阳尚能与阴争，夜阴独盛，微阳不能争之故。不呕、不渴，知病不在少阳、阳明，身无大热而无表证，知病不在太阳，病属少阴阳微，病情重焉。本方加炙甘草即为四逆汤，亦属回阳救逆之剂。但本证为阳气暴虚，阴寒独盛，残阳欲脱之候，回阳宜急，故不用炙甘草之缓，而采取干姜、附子直捣之师，以力挽残阳于未亡之时，故成无己称之为"退阴复阳"之法。喻昌在《尚论篇》有"用附子、干姜以胜阴复阳者，取飞骑突入重围，搴旗树帜，使既散之阳望而争趋，顷之复去耳"的精辟记述。而任应秋则冠之曰"强心剂"。

因干姜附子汤有回阳救逆之效，故适用于治疗心衰水肿、肝硬化腹水、肾炎浮肿、感染性休克、低血糖眩晕、梅尼埃病而偏于阳虚证者，同时对虚寒型之胃痉挛、腹痛、腹泻亦有疗效，治疗休克及低血压时，可与生脉饮合用。因干姜附子汤加甘草一味，又名四逆汤，所以回阳救逆法之案例，多两方合用。

[验案]

冠心病案

姜某，男，52岁，干部。心前区痛频作，心胸憋闷有窒息感，心悸气短，腰膝酸楚，畏寒肢冷，脘痞纳呆，面目浮肿，倦怠乏力。

舌体胖畔印痕白苔，脉弱。心电图示：完全性右束支传导阻滞。

证属肾阳虚衰，心气不足。治宜温补肾阳，益气养心。予干姜附子汤合生脉饮：干姜 10g，制附子 12g，红参 10g，五味子 10g，淫羊藿 10g，麦冬 15g，丹参 15g，桂枝 10g，炙甘草 10g。水煎服。

患者迭进 24 剂，诸症豁然，心前区痛悉除。时有心悸气短，予以上方去淫羊藿，加茯苓 15g，巴戟天 10g，地龙 10g 以予后。（《柳吉忱医疗经验集》）

（2）茯苓四逆汤（阳虚厥逆烦躁证）

[原文] 发汗，若下之，病仍不解，烦躁者，茯苓四逆汤主之。（69）

[方药] 茯苓四逆汤方

茯苓四两　人参一两　附子一枚（生用，去皮，破八片）甘草二两（炙）　干姜一两半

上五味，以水五升，煮取三升，去滓。温服七合，日二服。

[按语] 此乃汗下后阴阳两虚的证治，法当回阳益阴。

本条是汗下后阴阳两虚、昼夜烦躁者之证治，因汤名茯苓四逆，故知当见厥逆证。故此证候当为：恶寒身倦，四肢厥逆，烦躁，心悸，或小便不利，脉沉微细。陈修园认为汗、下后"汗伤心液，下伤肾液，少阴之阴阳水火离隔所致也"。方由四逆汤（附子、干姜、甘草）加人参、茯苓而成，功在扶阳救阴。尤在泾认为："发汗若下，不能尽其邪，而反伤其正，于是正气欲复而不得复，邪气虽微而不即去，正邪交争，乃生烦躁，是不可更以麻桂之属逐其邪，及以栀豉之类止其烦矣。是方干姜、生附之辛所以散邪，茯苓、人参、甘草之甘所以养正，乃强主弱客之法也。"

茯苓四逆汤具回阳益阴、兼化水邪之功。《千金要方》加麦门冬，名"扶老理中散"，治"老年羸劣，冷气恶心，饮食不化，心腹虚满，拘急短气，霍乱呕逆，四肢厥冷，心烦气闷流汗"诸

症。家父吉忱公，对老年心血管病及慢性退行性疾病、老年胃肠病，常选此方加减用之，其理则宗成无己"四逆汤以补阳，加茯苓、人参以益阴"之论。

干姜附子汤加甘草为四逆汤；四逆汤加人参为四逆加人参汤；四逆加人参汤加茯苓为茯苓四逆汤，故茯苓四逆汤为四逆汤、四逆加人参汤、干姜附子汤三方合之，另加茯苓而成，四方均属四逆汤类证，且有着共同机理，即阳亡寒胜，又是姜、附同用，以回阳救逆为治疗大法。四逆汤证属阳气衰微、阴寒内盛之重者，以大汗、下利、厥逆为主症；茯苓四逆汤证属阳虚为主，阴寒不足兼水气内停、烦躁不分昼夜，尚有恶寒、下利、肢厥、心悸、小便不利、脉微细；干姜附子汤证虽属阳虚势急，但较上述方证则轻，以昼日不得眠为见症。

茯苓四逆汤与真武汤方证有类同之处，现代应用范围也大体相似。本方合桂枝、生脉散多用于风湿性心脏病心力衰竭属心阳衰微者，合黑锡丹可用于肺心病心衰者，尚可加减应用于冠心病心肌梗死、完全性右束支传导阻滞、急性胃炎、慢性胃肠炎及震颤麻痹等病。

[验案]

胸痹案

贾某，男，62岁。患冠心病多年，近因隆冬寒盛而发。症见心前区剧痛，频繁发作，痛彻肩背及手臂内侧，心悸短气，汗出肢冷，喘息不得平卧，入中医科住院由吉忱公诊治。舌淡苔薄白，脉微细。

此乃阳虚阴逆，心脉痹阻而致胸痹，治宜温阳救逆，益气通脉之法，师茯苓四逆汤化裁：茯苓20g，人参12g，制附子10g，干姜12g，丹参20g，炙甘草12g。

药用4剂，胸痛大减，息平可平卧。续服4剂，诸症若失，原方加地龙10g，巴戟天10g续服。经治一月，痊愈出院。(《柳

吉忱医疗经验集》）

肺心病案

1964年，有一肺心病员住院治疗，经中西药调治后，病情好转。某晚，适余值班，黎明前，护理来唤，云此肺心病员突然张口呼吸，端坐床头而不能卧。余急给氧，气略平，但四肢厥冷。至天明，冷更甚、手逾肘、足过膝，端坐而张口呼吸更甚，痛苦异常，舌见淡，脉见数，余遂与其他中医共拟茯苓四逆汤加减予服。约经二三小时，冷势即减，气亦平，至中午，已能平卧矣。（《伤寒论方医案选编》）

7. 阴阳两虚证

（1）甘草干姜汤（太阳表虚兼少阴里虚证）
（2）芍药甘草汤（营阴虚证）
（3）芍药甘草附子汤（营卫双虚证）

[原文] 伤寒脉浮，自汗出，心烦，微恶寒，脚挛急，反与桂枝欲攻其表，此误也。得之便厥，咽中干，烦躁吐逆者，作甘草干姜汤与之，以复其阳。若厥愈足温者，更作芍药甘草汤与之，其脚即伸。若胃气不和，谵语者，少与调胃承气汤。若重发汗，复加烧针者，四逆汤主之。（29）

发汗，病不解，反恶寒者，虚故也。芍药甘草附子汤主之。（68）

[方药]

甘草干姜汤方

甘草四两（炙）　干姜二两

上二味，以水三升，煮取一升五合，去滓。分温再服。

芍药甘草汤方

芍药　甘草（炙）各四两

上二味，以水三升，煮取一升五合，去滓，分温再服。

芍药甘草附子汤方

芍药　甘草（炙）各三两　附子一枚（炮，去皮，破八片）

上三味，以水五升，煮取一升五合，去滓。分温三服。

[**按语**] 此乃伤寒夹虚误汗的变证及其随证救治之法。

恶寒、自汗、四肢不温、烦躁吐逆、咽干、脚挛急、小便数，先予温中复阳之甘草干姜汤，后予酸甘复阴之芍药甘草汤。此证属阴阳两虚，故证候错综出现。但以阳虚证为重且急，故救治之法，当先复阳，故以甘草益气和中，干姜温中复阳，二药共奏辛甘化阳之功，中阳得复，则厥回足温。阳回阴未复者，后复其阴，故以芍药酸苦微寒，益阴养血，炙甘草甘温补中以缓急，二药合用以成酸甘化阴之功，筋脉得养，则脚挛急自伸矣。68 条"虚故也"，概因汗后阴阳两虚，阳虚不能鼓动血行，阴虚不能充盈脉道，而见脉微细；阳虚不能温煦肌表，故恶寒反剧；阴虚筋脉失养，则见脚挛急。此营卫俱虚也，当以芍药甘草附子汤主之。方中附子辛热温经复阳以实卫气，芍药、甘草酸甘化阴以荣营血，三药合用则阴阳营卫双补也。

甘草干姜汤与桂枝甘草汤，同为辛甘化阳之剂，但临床应用各异。正如王晋三所云："桂枝走表，治太阳表虚；干姜守中，治少阴里虚。病虽在太阳，而见少阴里虚证，当温中土，制水寒以复其阳。至于二方分两，亦各有别。彼用桂枝四两，甘草二两，是辛胜于甘；此用甘草四两，干姜二两，为甘胜于辛，辛胜则能走表护阳，甘胜则能守中复阳，分两之间，其义精切如此。"

甘草干姜汤与干姜附子汤（干姜、附子）、理中汤（人参、白术、干姜、炙甘草）、四逆汤（炙甘草、干姜、附子），均属温补之剂，但有大小峻急及侧重之不同。甘草干姜汤为温阳补气之小剂，偏于中上焦；理中汤乃甘草干姜汤加人参、白术，温阳补气之力宏，且偏于中焦；而干姜附子汤与四逆汤同用附子，温阳散寒之力强于甘草干姜汤和理中汤，故其回阳救逆力强而偏于中下焦。

甘草有解表、镇咳、祛痰、保肝、镇痛、抗惊、解热、抗炎等作用，干姜有镇痛及促进心脏自主运动和扩张局部血管作用，二药合用，有对抗副交感神经兴奋及解缓平滑肌痉挛作用。故甘草干姜汤临床用于消化道多种疾病及眩晕、遗尿等虚寒证者。

芍药甘草汤在《伤寒论》中多用于治疗筋脉失养之脚挛急。成无己在《伤寒明理论》中有"脾不能为胃行其津液，以灌四旁，故挛急，用甘草以生阳明之津，芍药以和太阴之液，其足即伸，此即用阳和阴法也"之论。故芍药甘草汤有酸甘化阴、解痉止挛之效。后世医家多用于痛证及痉挛，近代医家多用于内、外、妇、儿、神经等科疾病，主要用于各种痛证及痉挛，如肋间神经痛、三叉神经痛、胃脘痛、腹痛、坐骨神经痛、妇科炎症腹痛、痛经，以及顽固性呃逆、乙状结肠痉挛、胃痉挛、癔病性痉挛、面肌抽搐等。尚有加味治疗带状疱疹后遗神经痛、小儿舞蹈病、股骨头坏死、化脓性髋关节炎、胆结石、胆道蛔虫症、哮喘、百日咳、泌尿系结石、急性水肿型胰腺炎等。

芍药甘草汤临床报导甚多，而芍药甘草附子汤应用甚少。鉴于芍药甘草附子汤为扶阳益阴之良剂，故临床多用于治疗腓肠肌痉挛症。

[验案]

肠鸣腹泻案

戴某，端阳节伤于饮食，晚间又受风寒，翌日发热恶寒，腹痛泄泻。服发表消导药，表解而泻未止，以为虚也，复进温补药，泻得止，而腹胀且痛，又服泻药，遂泻不止，今日来诊。腹鸣，日泻5～6次，不胀不痛，口淡乏味，舌苔薄白、不干，脉弱无力。

归纳分析病情，乃胃寒而脾未大虚，不宜参术之补，亦非肠热胃寒，不合三泻心汤寒热杂进之药。然对此胃寒脾弱之证，在理中汤的原则下舍参术而用姜草，则成"甘草干姜汤"，具有温胃阳补脾虚之效。药用炙甘草24g，干姜9g（不炮）。

温煎顿服，一日两大剂，泻减效著。连服两日，泻全止，用"异功散"调理而安。[广东中医，1962，（9）：13]

足跟痛案

张某，女，32岁。足月产一女婴，婴未满月，即下床劳作，其后则感双足跟痛，劳作久则跟腱挛急痛，延余诊治。患者症见面色萎黄，神倦乏力，四肢不温，舌淡白苔薄，脉弦。

证属产后劳作，营卫失和，筋脉失濡而致。故予酸甘化阴之芍药甘草汤：白芍60g，炙甘草15g。水煎服。

实习医生见药仅两味，甚疑之。余以成无己《伤寒明理论》语告云："用甘草以生阳明之津，芍药以和太阴之液，其足即伸，此即用阳和阴法也。"嘱患者用鸽汤续服。十剂服毕，患者欣然相告病已愈可。（《柳少逸医案》）

三叉神经痛案

罗某，女，64岁，1964年7月12日初诊。左侧面颊阵发性剧痛已2周，经某医院诊断为"三叉神经痛"，近来发作次数更加频繁，每因吞咽或说话而引起剧痛，痛时闭目或流泪，翘嘴咬牙，历十余秒钟可得暂停，旋止旋作。日渐精神萎靡，头晕目眩，食饮皆废，脉象缓大，舌上无苔、中见裂纹。

投以养血祛风方（四物汤加细辛、钩藤、天虫等）2剂乏效，乃改芍药甘草汤：芍药30g（酒炒），甘草12g（蜜炙）。

服2剂后疼痛若失，唯感痛处尚有麻木感。守原方续服2剂，诸症悉除。7个月未曾复发。[江西省医药杂志，1965，（7）：909]

腓肠肌痉挛症案

徐某，男，60岁，装卸工人。于1958年3月9日由其家属抬来门诊。自诉：两天前突然开始恶寒发热，头痛，四肢骨节酸痛，中度咳嗽，鼻塞流涕，卧床不起。自认为重伤风，服"解热"的西药，出汗甚多。出汗后自觉热退，全身发冷，恶风，有显著衰竭感。前两夜有腓肠肌强烈痉挛感各 3 次，每次约 1 分钟。发作后小腿不敢直伸，直伸后又复发作。平素劳乏后亦每易发生小腿抽筋。发病前一星期内，连续四夜痉挛发作，小腿筋肉酸痛，下肢无力，口渴，小便短少，不思食。体检：体温 36℃。急性病容，神志清楚，被动体位，颜面苍白。舌淡苔白，脉象细弱。

处方：太子参 9g，桂枝 3g，附子 1.5g，芍药 9g，甘草 9g。水煎服。

两日后病人步行来诊，据说服药 1 剂后小腿抽筋即停，出汗现象亦止，全身症状显著好转。以原方去附子，加生姜、大枣。再服 2 剂。半月后随访，腓肠肌痉挛愈后未发。 ［中医杂志，1959，（9）：40］

8. 结胸证

［**原文**］问曰：病有结胸[①]，有脏结[②]，其状何如？答曰：按之痛，寸脉浮，关脉沉，名曰结胸也。(128)

［**词解**］

①结胸：有形之邪气凝结于胸膈，以胸脘部疼痛为主症的病证。

②脏结：证候名，其证与结胸相似，但病变性质不同，是脏气虚衰、阴寒凝结的一种病证。

［**按语**］此乃结胸证的脉证特点。

(1) 大陷胸汤、大陷胸丸（热实大结胸证）

［**原文**］太阳病，脉浮而动数，浮则为风，数则为热，动则为痛，数则为虚。头痛，发热，微盗汗出，而反恶寒者，表未解

也。医反下之，动数变迟，膈内拒痛，胃中空虚，客气①动膈，短气躁烦，心中懊恼，阳气②内陷，心下因硬，则为结胸。大陷胸汤主之。若不结胸，但头汗出，余处无汗，剂颈而还，小便不利，身必发黄。（134）

伤寒六七日，结胸热实，脉沉而紧，心下痛，按之石硬者，大陷胸汤主之。（135）

伤寒十余日，热结在里，复往来寒热者，与大柴胡汤。但结胸，无大热者，此为水结在胸胁也。但头微汗出者，大陷胸汤主之。（136）

太阳病，重发汗而复下之，不大便五六日，舌上燥而渴，日晡所③小有潮热④，从心下至少腹硬满而痛不可近者，大陷胸汤主之。（137）

病发于阳，而反下之，热入因作结胸；病发于阴，而反下之，因作痞也。所以成结胸者，以下之太早故也。结胸者，项亦强，如柔痉⑤状，下之则和，宜大陷胸丸。（131）

[**方药**]

大陷胸汤方

大黄六两（去皮）　芒硝一升　甘遂一钱七

上三味，以水六升，先煮大黄，取二升，去滓，内芒硝，煮一两沸，内甘遂末。温服一升，得快利，止后服。

大陷胸丸方

大黄半斤　葶苈子半升（熬）　芒硝半升　杏仁半升（去皮尖，熬黑）

上四味，捣筛二味，内杏仁、芒硝，合研如脂，和散。取如弹丸一枚，别捣甘遂末一钱匕，白蜜二合，水二升，煮取一升，温顿服之，一宿乃下。如不下，更服，取下为效。禁如药法。

[词解]

①客气：即邪气。

②阳气：即表邪、里邪而言。

③日晡所：指午后申时左右。

④潮热：发热如同涨潮一样，按时而发。

⑤柔痓：项背强，角弓反张为主症，汗出者为柔痓。

[按语] 134 条乃表证误下而成结胸与发黄的证治，法当泄热逐水破结。135 条乃原发的大结胸证。136 条乃少阳实证与大结胸证的鉴别。137 条乃阳明腑实与大结胸证。131 条乃辨结胸与痞证的成因，以及热实结胸偏于上的证治。大结胸证概括为：胸胁疼痛，心下痞满，甚则从心下至小腹硬满而痛，拒按，或小有潮热，短气或喘气不能平卧，心中懊忱，口渴，头汗出，或项强如柔痓状，脉沉紧或沉迟有力。本证多由外邪入里，或表不解误用下法，致邪热乘机内陷，与水饮互结于胸胁而成。故予大陷胸汤，以大黄泄热，甘遂逐水，芒硝破结，诸药合用，以成泄热、逐水、破结之功。若病势较缓，病位较高，项强如柔痓状者，予以大陷胸丸（大陷胸汤加葶苈子、杏仁、蜜），方中黄、硝泄热破结以荡实邪，甘遂峻逐水饮、破其积滞，葶苈子、杏仁泻肺导滞，以驱在上之水，蜜合为丸，取峻药缓攻之意。尤在泾云："大承气专主肠中燥粪，大陷胸并主心下水食。燥粪在肠必藉推逐之力，故须枳、朴；水食在胃，必兼破饮之长，故用甘遂。且大承气先煮枳、朴，而后纳大黄；大陷胸先煮大黄，而后纳诸药。夫治上者制宜缓，治下者制宜急，而大黄生则行速，熟则行迟，盖即一物而其用又有不同如此。"因此可见仲景辨证用药之缜密。

现代研究表明，大陷胸汤具有泻下、抗菌、利胆、收敛、消炎等作用，故适用于实热病邪结聚于胸腹诸疾。结胸是一个症候群，可见于多种疾病中，如流行性出血热少尿期、急性腹膜炎、肠梗阻、上消化道穿孔、急性胆囊炎、急性胰腺炎、结核性腹膜炎、小儿脑膜炎等。

[验案]

悬饮案

高某，女，37岁。有结核病史，近因发热、短气、烦躁、大便干结、胸胁痛而来院检查，西医确诊为"结核性渗出性胸膜炎"，因其有青、链霉素过敏史，故转中医治疗。查舌红，苔黄腻，脉弦数。

宗《金匮要略》"水流在胁下，咳唾引痛，谓之悬饮"条，属中医"悬饮"范畴。此案属热邪内陷，与水饮互结而成热实大结胸证，故予大陷胸汤服之：大黄12g，芒硝10g，甘遂3g。

服药3剂，诸症豁然若失，予上方加赤灵芝10g，芦根20g，葶苈子15g，大枣12枚续服。X线拍片示：胸水吸收。予以黄芪15g，赤灵芝10g，每日1剂，代茶饮，以作扶正抗痨之用。（《柳少逸医案》）

（2）小陷胸汤（热实小结胸证）

[原文] 小结胸病，正在心下，按之则痛，脉浮滑者，小陷胸汤主之。（138）

[方药] 小陷胸汤方

黄连一两 半夏半升（洗） 栝楼实大者一枚

上三味，以水六升，先煮栝楼，取三升，去滓，内诸药，煮取二升，去滓。分温三服。

[按语] 此乃小结胸的证治，法当清热涤痰开结。

本证亦为热邪内陷与痰饮互结于心下。但较之大陷胸汤证，其仅限于心下，部位较小，疼痛不甚，不按不痛，故称小陷胸汤证。方以黄连清热，半夏化痰降逆，栝楼实开结除痰，为辛开苦降之伍，具清热涤痰开结之功效，为治痰热互结证之常用剂。用于水饮与邪热互结于胸腹称之为大结胸证，大陷胸汤有泄热、逐水、破结之效；伤寒表证误下，邪热内陷，与痰热结于心下，称之为小结胸证，小陷胸汤有清热化痰、宽胸散结之功。成无己云："结胸为高邪，陷下以平之，故治结胸曰'陷胸汤'。"剂有大小，证有轻重，均能蠲除胸中痰热之邪，如同陷阵，故分"大陷胸汤""小陷胸汤"。

现代研究表明：小陷胸汤有抗菌、抗炎、解热、利胆、镇咳祛痰、和胃止呕、扩张冠脉、降低血脂、抗急性心肌缺血及通便作用，为治疗现代医学之消化系统、呼吸系统、心血管系统而见小结胸证者常用方剂，如消化系统之胃与十二指肠疾患，胆囊炎、胆道蛔虫之胆系疾患，慢性肝炎，心血管系统之冠心病，以及结核性腹膜炎、梅核气、眩晕等。

[验案]

乳痈案

潘某，女，27岁。患者于产后月余患急性乳腺炎，来院求治。发热恶寒，头痛，口渴。右侧乳房明显肿大，局部红肿发硬，触之则痛剧，舌苔黄腻，脉弦数。

此乃肝胃蕴热，乳络阻塞而成乳痈。治宜疏肝和胃、通络散结，师小陷胸汤意化裁：黄连10g，姜半夏10g，全瓜蒌20g，牛蒡子10g，炮山甲3g，当归尾10g，益母草15g，生甘草6g。水煎服。局部予芒硝30g热水冲渍之。

治疗三日，家人欣然相告乳肿消退，诸症若失。续服一周，病臻痊可。(《柳少逸医案》)

渗出性胸膜炎案

王某，男，32岁。恶寒、发热周余，近两天，右侧胸胁胀闷疼痛，呼吸急促，气短乏力，夜寐盗汗，脘痞纳呆，便干尿黄，舌苔黄腻，脉沉滑。X线片示：右侧胸腔中等积液。西医诊断为"渗出性胸膜炎（结核性）"。

此乃痰热水饮，阻于胁下，脉络不通，气机不畅所致。治宜涤痰逐饮，理气清热。处方：黄连 6g，半夏 10g，栝楼实 20g，葶苈子 30g，杏仁 10g，车前子 15g，大枣 10 枚。水煎服。

2 剂后胸闷气短大减，但寒热未退。上方去葶苈子、大枣，加柴胡 10g，黄芩 10g，又进 3 剂，自觉症状悉除，X 线摄片示胸水已消。后以抗痨西药治之。［河北中医，1984，(6)：30］

（3）三物小白散（寒实结胸证）

［原文］寒实结胸，无热证者，与三物小白散。(141)

［方药］三物小白散方

桔梗三分　巴豆一分（去皮心，熬黑，研如脂）　贝母三分

上三味，为散。内巴豆，更于臼中杵之，以白饮和服。强人半钱匕，羸者减之。病在膈上必吐，在膈下必利。不利，进热粥一杯；利过不止，进冷粥一杯。

［按语］本文原文为"寒实结胸，无热证者，与三物小陷胸汤，白散亦可服"。考《玉函经》《千金翼方》均无陷胸汤及"亦可服"六字，故据此改正。

此乃寒实结胸的证治，法当温寒逐水，涤痰破结。

本证为寒与痰水互结于心下、胸胁，而致寒实结胸。寒实结胸，亦是结胸之一种，是与热实结胸相对而言。实是邪气实，寒实是指水寒气冷所结的痰饮邪气内结，阻滞胸阳的畅达，致气机不畅，津液不布，可见畏寒喜暖，喘咳气逆，短气，大便不通等症。故方用气味辛烈之巴豆，以攻寒实。桔梗、贝母开肺气以化痰滞。合为除痰开结、攻寒逐水之功。药物制成，其色皆白，故名"三物小白散"。

三物小白散之药理研究尚未见报道，鉴于巴豆抑菌，桔梗镇静、解热，以及川贝镇咳、祛痰、降压、解痉，三物小白散之温寒逐水、涤痰破结作用当与三味中药的现代药理有关。

[验案]

肺痈案

刘某，男，18岁，学生。1975年10月30日来诊。据诉20天前发冷发热，3天后右胸痛，咳嗽，咳黄色脓痰，无血丝。查：右肺中下叶叩浊，可闻密集水泡音。胸透示：右肺下角有大片片状阴影，其中有一圆形影，内有液平面。治疗经过：上午9时半服三物小白散1剂，10分钟后患者自觉从喉至胸骨后、胃部有麻辣灼热感，2小时后首次排出黄色液便，以后每10分钟1次，共5次，量多，有泡沫，至15时半共排便十余次。翌日晨起咳黄色脓痰，痰中带血，患者精神转佳，听诊右肺水泡音明显减少，胸透示右下肺呈点片状影，未见空洞。第三天痰中带血较多，水泡音几乎听不到。后拟服：桔梗25g，冬瓜仁30g，金银花、蒲公英、败酱草、鱼腥草各25g。水煎服，每日1剂，早晚各1次。经一个月治疗痊愈。

用三物小白散治疗肺脓肿，是选在肺痈的溃脓期，此期的治疗原则是排脓解毒，而本方主要作用则是排脓托毒外出，加速空洞闭合。然本方不具有解毒的作用，贝母虽能清热，由于剂量小作用甚微，因此三物小白散治疗溃脓期的肺脓肿，关键是作用在第一个环节排脓上，所以服三物小白散以后，仍需用解毒的中药。如上述案例就是服三物小白散一剂，咳出脓痰，空洞消失，又服解毒排脓、化瘀消肿的方药，以善其后而获痊愈。（《伤寒方用荟萃》，275页）

9. 痞证

[原文] 脉浮而紧，而复下之，紧反入里，则作痞，按之自濡①，但气痞②耳。（151）

[词解]

①濡：柔软。

②气痞：气机痞塞。

[按语] 此乃痞的成因与辨证要点。脉浮而紧，是太阳伤寒表实证，应用麻黄剂，若误用下法，则"紧反入里"，紧字，此处指邪气。误下先虚其里，脾胃受伤，外邪内陷，影响脾胃气机升降，致痞证。按之柔软无物，故云"但气痞耳"。痞证为无形之邪，与结胸之胸胁或心下硬满、按之痛的有形之邪不同，当鉴之。

（1）大黄黄连泻心汤（热痞证）

[原文] 心下痞①，按之濡，其脉关上浮者，大黄黄连泻心汤主之。（154）

[方药] 大黄黄连泻心汤

大黄二两　黄连一两

上二味，以麻沸汤②二升渍之，须臾，绞去滓。分温再服。

[词解]

①心下痞：心下胃脘部痞塞不通之感。

②麻沸汤：即滚开的沸水。

[按语] 此乃辨热痞的证治，法当泄热消痞。

尤在泾云："成氏云：'心下硬，按之痛，关脉沉者，实热也；心下痞，按之濡，关上浮者，虚热也。与大黄、黄连以导其虚热。'成氏所谓虚热者，对燥屎而言也，非阴虚阳虚之谓。盖热邪入里，与糟粕相结则为实热，不与糟粕相结即为虚热。本方以大黄、黄连为剂而不用枳、朴、芒硝者，盖以泄热非以荡实也，要言该方与承气汤之别耳。"

该方适用于无形热邪聚于心下，气机不畅而致诸症，药取大黄、黄连苦寒之品，以泻心火兼清胃热，则痞自除。不取煎而只用麻沸汤浸渍须臾绞取之，取其轻扬清淡之意，以泻心消痞。《伤寒论》记载本方仅大黄、黄连二味，宋·林亿以"附子泻心汤，本云：加附子也"，认为当有黄芩，而孙思邈亦云"此方当有黄芩"，充分说明了此方应有黄芩，俾泄热消痞之力宏。心下痞满，按之柔软而不痛不硬，心烦口渴，小便黄赤，大便不爽或秘结，舌红苔黄，关脉浮数，可称之为大黄黄连泻心汤证，或称为"热痞证"。该方可广泛应用于消化道之疾病。另《金匮要略·惊悸吐衄下血胸满瘀血病脉证治》篇有"心气不足，吐血、衄血，泻心汤主之"一条，根据药用黄连、黄芩、大黄，可知本条为热盛吐衄的证治，故该方又被后世医家广泛应用到上消化道出血及呼吸道出血中去。

《史记·扁鹊仓公列传》中，多次提到仓公运用"火齐汤"疗病的医案，但有方无药。而在《张氏医通》中有"伊尹三黄汤"（当为伊尹《汤液经法》中之方），并注云："仓公名'火齐汤'，《金匮》名曰'泻心汤'。"药由黄连、黄芩、大黄组成。陶弘景《辅行诀脏腑用药法要》中名"小泻心汤"；《张氏医通》中亦载"大黄黄连泻心汤"，并注"玉函，即黄连泻心汤"。由此可见：伊尹三黄汤，源自《汤液经法》，仓公称之为"火齐汤"（齐，同剂，又名"火剂汤"），张仲景在《金匮要略》中称为"泻心汤"。"伊尹三黄汤"去黄芩，即为《伤寒论》中的"大黄黄连泻心汤"，亦即《伤寒论》之别本《玉函经》中之"黄连泻心汤"。

大黄黄连泻心汤为泄热消痞之良剂，现代药理研究证明其有抗炎、抗凝血作用，广泛应用于急慢性胃肠炎、上消化道出血、脑出血、结膜炎、巩膜炎、小儿急性咽炎、急性扁桃体炎、痢疾，以及癫痫、癔病、高血压、脑血管意外、功血等。

[验案]

热痞案

赵某，女，47岁。近一年来时时无因由而心烦，心下痞满，纳谷不馨，口干，舌燥，大便干，小便短赤。诸医或以"自主神经功能紊乱"或以"更年期"诊治，均罔效。延余诊治，查舌红，苔黄白相兼，脉沉弦微数。

证属无形邪热痞于心下，治宜泄热清心消痞，予大黄黄连泻心汤，佐清心去热之莲子心治之：大黄 6g，黄连 10g，莲子心 3g。水煎去渣再煎温服。

服药 3 剂，诸症悉除，原方大黄、黄连量减半服之。又 3 剂告愈。嘱以莲子心每日 3g 代茶饮。(《柳少逸医案》)

　　细菌性痢疾案

林某，男，20 余岁。1963 年夏患细菌性痢疾，经西药治疗无效，昼夜大便一二十次，少腹急痛，里急后重兼夹黏液脓血少许，痛苦非常。延余诊治。

拟大黄黄连泻心汤加生白芍、甘草、山楂、黑地榆。

服一剂，大便次数大减，排便轻快。守前方更服一剂，基本好转。后因其气虚，前方去大黄加党参一剂，而善其后。[新中医，1979，(5)：42]

(2) 附子泻心汤（热痞兼表阳虚证）

[**原文**] 心下痞，而复恶寒汗出者，附子泻心汤主之。(155)

[**方药**] 附子泻心汤方

大黄二两　黄连一两　黄芩一两　附子一枚（炮，去皮，破，别煮取汁）

上四味，切三味，以麻沸汤二升渍之。须臾，绞去滓，内附子汁。分温再服。

[**按语**] 此乃辨热痞兼阳虚的证治，法当泄热消痞，扶阳固表。

无形热邪结聚于胃脘部，则心下痞，按之濡（软）；其恶寒汗出，是表阳虚，卫气不固所致。故予附子泻心汤。方中三黄清热泻痞，附子温经扶阳固表。正如尤在泾所云："此即上条（编者按：上条指第 154 条）而引其说，谓心下痞，按之濡，关脉浮者，当与大黄黄连泻心汤，泻心下之虚热。若其人复恶寒而汗出，证兼阳虚不足者，又须加附子以复表阳之气。乃寒热并用，邪正兼治之法也。"尤氏又云："此方寒热补泻，并投互治，诚不得已之苦心……方以麻沸汤渍寒药，别煮附子取汁，合和与服，则寒热异其气，生熟异其性，药虽同行，而功则各奏，乃先圣之妙用也。"

附子泻心汤证与大黄黄连泻心汤证，同属无形邪热壅滞心下之热痞证。前者为表阳虚而心下痞，治当泄热消痞，扶阳固表；后者为表不解而心下痞，治当泄热消痞。

附子泻心汤，乃为邪热有余、正气不足之心下痞而设之方。现多应用于现代医学之急慢性胃炎、菌痢、神经性头痛、齿槽脓肿及肝脓肿等多种疾病。

[验案]

脘腹痛案

宫某，男，43岁。往有慢性胃炎、结肠炎病史。近一周来，心下痞满，且隐隐作痛。胃脘灼感不舒，嗳气心烦，纳呆，大便溏，小腹冷痛。舌红，苔黄白相兼，脉右关沉细，左关弦大。

证属肠寒胃热、寒热错杂之心下痞，故予以附子泻心汤加味：大黄10g，黄连10g，黄芩10g，制附子10g，竹茹10g。水煎去渣再煎温服。

服药3剂，欣然相告，诸症若失，大便微溏。予上方三黄各6g续服3剂，诸症悉除。嘱其艾灸食窦、中脘、关元、足三里，以健脾和胃通痞。(《柳少逸医案》)

神经性头痛案

张某，男，48岁。1976年5月18日入院。患者因感冒咳嗽发热5天入住某医院，经抗感染治疗一周后，体温正常，咳嗽缓解。一日忽然头痛，并逐渐加重，烦躁，出汗，身软无力，纳差，无呕恶。经颅内X片、脑超声波、脑电图检查均无异常，诊断为"神经性头痛",给予鲁米那、去痛片等药不效,于 6 月 15 日邀余会诊。患者面色青黑,四肢冰冷,述头痛有如棒击之苦,前额苦闷,昏蒙蒙然,大便秘结,小便短少。脉濡数,舌质胖淡,苔晦黄厚腻而润。

证属肾阳虚而湿热中阻,清阳不升,浊阴不降,治宜温肾阳,清热除湿,寒热并用。拟附子泻心汤加味:生大黄 10g(另包、冲泡),制附片 10g(先煎),黄连 6g,黄芩 10g,干姜 9g,法半夏 10g,茵陈 15g,木通 10g,滑石 30g。3 剂,每日 1 剂,水煎,分 3 次服。

6 月 19 日二诊:服药后第一天大便 6 次,第二天 5 次,第三天 4 次,均为软便,未至稀溏,头痛明显减轻,舌苔始退,但每便前略有腹痛。拟前方加广木香 9g、枳壳 10g,3 剂。

6 月 22 日三诊:大便日下次数依次减少,便前已不腹痛,头痛全消,脉转沉弱,苔转薄白,仍多汗、怕冷、手足不温。改用金匮肾气丸,早晚各一丸,以巩固疗效,痊愈出院。[中医杂志,1979,(11):46]

(3)半夏泻心汤(脾胃不和致痞证)

[**原文**]伤寒五六日,呕而发热者,柴胡汤证具,而以他药下之,柴胡证仍在者,复与柴胡汤。此虽已下之,不为逆,必蒸蒸而振①,却发热汗出而解。若心下满而硬痛者,此为结胸也,大陷胸汤主之;但满而不痛者,此为痞,柴胡不中②与之,宜半夏泻心汤。(149)

[**方药**]半夏泻心汤

半夏半升(洗) 黄芩 干姜 人参 甘草(炙)各三两
黄连一两 大枣十二枚(擘)

上七味,以水一斗,煮取六升,去滓。再煎取三升。温服一升,日三服。

[**词解**]

①蒸蒸而振：即战汗。

②不中：河南方言，即不宜再用意。

[**按语**] 此条论及少阳证、大结胸证、痞证的因果关系及其证治。

心下痞满、按之柔软不痛、呕而肠鸣或下利之证，为寒热互结、升降失常所致。以呕为主，故主以半夏降逆止呕。芩、连苦寒，干姜、半夏辛温，为辛开苦降、寒温合用之伍，复用人参、甘草、大枣以补其中，补泻兼施，故能达寒去热除、痞消正复之功。

此即尤在泾所云："惟半夏干姜之辛能散其结，黄连、黄芩苦能泄其满，而其所以泄与散者，虽药之能，而实胃气之使也。用参、草、枣者，以下后中虚，故以之益气，而助其药之能也。"

柯琴云："泻心汤即小柴胡去柴胡加黄连干姜汤也。三方分治三阳。在太阳用生姜泻心汤，以未经误下而心下痞硬，虽汗出表解，水犹未散，故君生姜以散之，仍不离太阳为开之义。在阳明用甘草泻心汤者，以两番误下，胃中空虚，其痞益甚，故倍甘草以建中，而缓客气之上逆，仍是从乎中治之法也。在少阳用半夏泻心者，以误下而成痞，邪既不在表，则柴胡汤不中与之，又未全入里，则黄芩汤亦不中与之矣……则去柴胡、生姜，加黄连、干姜以和之，此又治少阳半表半里之一法也。然倍半夏而去生姜，稍变柴胡半表之治，推重少阳半里之意耳。君火以明，相火以位，故仍名曰泻心，亦以佐柴胡之所不及。"

王旭高云："泻心者，实泻胃也。心下痞即胃痞也。"又云："不曰泻胃而曰泻心，恐混以苦寒，伤其胃阳，又误为传入阳明，以治阳明之法治之也。"方中以半夏为主药，重在辛温散痞而和阴，有解除心下痞满之效，故称"半夏泻心汤"。

半夏泻心汤乃为寒热错杂之心下痞而设之方，现多用于现代医学之急慢性胃肠炎、胃及十二指肠溃疡、胃窦炎、幽门梗阻、痢疾、慢性肝炎、早期肝硬化、急性泌尿系感染、慢性肾盂肾炎、冠心病、心肌梗死、咳嗽、类风湿关节炎等见痰热互结、湿与热合、寒热错杂之证者，为辛开苦降消痞之良剂。

《汤液经法》中有泻心汤一首，由黄连、黄芩、人参、干姜、大枣组成。"救误用消下，其人阳气素实，外邪乘虚陷入，致心下痞满，食不下，利反不止，雷鸣腹痛方。"仲景依托此方，加半夏而为"半夏泻心汤"；加生姜而为"生姜泻心汤"；重用炙甘草，为"甘草泻心汤"。

［验案］

冠心病案

李某，男，43 岁。往有冠心病病史。近日胸闷如塞，痰多黄稠，心下满而痞硬，恶心脘灼，纳呆，心烦意乱，大便溏，肠鸣辘辘可闻，小便短赤。舌苔边白中见黄，脉右关弱，左关弦。

证属脾虚胃弱，心阳不足，痰浊中阻。治宜健脾和胃，通阳泄浊，豁痰通痞。师半夏泻心汤意化裁：姜半夏 10g，黄芩 10g，红参 10g，干姜 6g，炙甘草 10g，黄连 6g，全瓜蒌 10g，大枣 12枚。水煎去渣再煎温服。

服药 5 剂，胸闷脘痞悉减，心烦悉除。递进 5 剂，病臻痊可，守方半剂续服以善后。（《柳少逸医案》）

胃脘痛案

吴某，男，40 岁，泉州人。1976 年 5 月 15 日初诊。上腹部饥饿性闷痛已多年，10 天前因饮食不当上腹部疼痛又复发，饥饿时尤甚，得食可缓解，疼痛喜按。伴吐酸、心下灼热感，上腹部深按感到疼痛。舌质红，苔黄腻，脉弦而数。

证属寒热夹杂型胃脘痛。方用半夏泻心汤：半夏 9g，党参9g，干姜 9g，黄芩 9g，黄连 7.5g，炙甘草 4.5g，红枣 9g，吴茱萸 4.5g，煅牡蛎 18g。服 3 剂。

5 月 19 号复诊：服药后上腹痛缓解，嗳气吞酸消失。依前方去煅牡蛎，再服 3 剂，症状消失。［晋江新医药，1977，（2）：54］

（4）生姜泻心汤（胃虚食滞致痞证）

［**原文**］伤寒汗出，解之后，胃中不和，心下痞硬①，干噫食臭②，胁下有水气，腹中雷鸣③，下利者，生姜泻心汤主之。（157）

［**方药**］生姜泻心汤方

生姜四两（切）　甘草三两（炙）　人参三两　干姜一两　黄芩三两　半夏半升（洗）　黄连一两　大枣十二枚（擘）

上八味，以水一斗，煮取六升，去滓，再煎取三升。温服一升，日三服。

［**词解**］

①心下痞硬：按之腹肌有紧张感，属气机痞塞之重证。

②干噫食臭：嗳气有腐食味。

③腹中雷鸣：形容腹中有辘辘作响的声音。

［**按语**］此乃胃虚不化水气致痞的证治，法当和胃降逆，散水消痞。

本证与半夏泻心汤大同小异，同者均为脾胃虚弱，寒热错杂于中，升降失常，气机痞塞而致痞。不同的是，本证兼有饮食停滞、水饮内停二证，故不但作呕，且干噫食臭，雷鸣下利。故较半夏泻心汤增生姜、减少干姜，重在散水止利、和胃消痞。生姜泻心汤由小柴胡汤去柴胡加黄连干姜，或由半夏泻心汤增入生姜而成。吴谦认为："名生姜泻心汤者，取其重在生姜散胁下之水气也。"对此方之方义，方有执在《伤寒论条辨》中云："生姜、大枣益胃而健脾，黄芩黄连清上而坚下，半夏干姜蠲饮以散痞，人参甘草益气而和中。然则，泻心者，健其脾而脾输，益其胃而胃化，斯所以为泻去其心下痞硬之谓也。"

现代医学研究表明，生姜泻心汤主要用于消化系统之疾病，如急慢性胃肠炎、消化不良、胃酸过多、胃扩张、胃下垂、胃及十二指肠球部溃疡、胃肠功能紊乱、胃扭转及胃痛、下利、呕吐等病，而见虚实夹杂、湿热并存之证者。

[验案]

心下痞案

林某，男，46岁。患慢性胃炎多年。自觉心下痞满，纳呆，饮食后脘部胀剧，伴嗳腐吐酸。腹部常有走注之雷鸣，大便溏。舌苔黄白相兼，右脉沉细，左脉沉弦。

此乃脾胃虚弱，寒热错杂，气机痞塞致痞。治宜健脾化饮、和胃消痞，故予以生姜泻心汤化裁：生姜12g，炙甘草10g，红参10g，干姜3g，制半夏10g，黄连10g，竹茹10g，大枣12枚。水煎去渣再煎温服。

服药5剂痞满消，大便成形。续服5剂，诸症悉除，病臻痊可。（《柳少逸医案》）

慢性胃肠炎案

胡某，男性。患慢性胃炎，自觉心下有膨闷感，经年累月当饱食后嗳生食气，所谓"干噫食臭"；腹中常有走注之雷鸣声，形体瘦削，面少光泽。

认为是胃机能衰弱，食物停滞，腐败产气，增大容积，所谓"心下痞硬"；胃中停水不去，有时下走肠间，所谓"腹中雷鸣"。以上种种见症，都符合张仲景生姜泻心汤证，因疏方予之：生姜12g，炙甘草9g，党参9g，干姜3g，黄芩9g，黄连3g（忌用大量），半夏9g，大枣4g（擘）。以水8盅，煎去4盅，去滓再煎，取2盅，分2次温服。

服一周后，所有症状基本消失，唯食欲不振，投以加味六君子汤，胃纳见佳。（《岳美中医案集》）

（5）甘草泻心汤（脾胃虚致痞证）

[**原文**] 伤寒中风，医反下之，其人下利日数十行，谷不化^①，腹中雷鸣，心下痞硬而满，干呕，心烦不得安，医见心下痞，谓病不尽，复下之，其痞亦甚。此非结热^②，但以胃中虚，客气上逆，故使硬也。甘草泻心汤主之。（158）

[**方药**] 甘草泻心汤方

甘草四两（炙） 黄芩三两 半夏半升（洗） 大枣十二枚（擘） 黄连一两 干姜三两

上六味，以水一斗，煮取六升，去滓，再煎取三升。温服一升，日三服。

[**词解**]

①谷不化：食物不消化。

②结热：实热阻结。

[**按语**] 此乃脾胃虚致痞的证治，法当和胃补中，消痞止利。

心下痞硬而满、肠鸣、下利频作、水谷不化、干呕心烦，乃脾胃虚弱、寒热错杂、升降失常所致，但其虚弱较半夏泻心汤、生姜泻心汤为甚，运化之力更逊，故重用甘草取其调中补虚，故方名曰甘草泻心汤。正如《医宗金鉴》所云："方以甘草命名者，取和缓之意也，用甘草大枣之甘，补中之虚，缓中之急；半夏之辛，降逆止呕；芩连之寒，泻阳陷之痞热；干姜之热，散阴凝之痞寒，缓中降逆，泻痞除烦，寒热并用。"

论中本方无人参，但《金匮要略》中本方有人参。而《千金要方》《外台秘要》中用本方亦有人参，半夏生姜泻心汤中亦有人参。故宋·林亿等在本方后注云："上生姜泻心汤法，本云理中人参黄芩汤，今详泻心以疗痞。痞气因发阴而生，是半夏、生姜、甘草泻心三方，皆本于理中也。其方必各有人参，今甘草泻心中无者，脱落之也。"鉴于此，此方当用人参无疑耳。

泻心汤证均以心下痞为主症，大黄黄连泻心汤证为无形邪热结于心下，中焦气机痞塞，并无有形痰水，称"气痞""热痞"；而附子泻心汤证不仅邪热壅滞于心下，而且表阳虚弱，为热痞兼表阳虚证；半夏、生姜、甘草三泻心汤证皆脾胃受伤、寒热互结、升降失常、气机痞塞之寒热错杂证。由此可见，五泻心汤中，大黄黄连泻心汤独为攻热之剂也。

对于各泻心汤之异同，沈亮辰有"半夏泻心、甘草泻心，皆下后伤气之过也；生姜泻心因于饮食；大黄泻心因于内热；附子泻心因于外寒。证既不同药也各异也"的论述，可谓言简意赅，概而论之。五泻心汤中，半夏、生姜、甘草泻心汤，通治各痞；唯附子泻心汤治痞兼阳虚证；大黄黄连泻心汤则治邪火内炽之证。细考之，半夏泻心汤、生姜泻心汤、甘草泻心汤三方证，均属脾胃不和、寒热互结、气机痞塞之证，均见心下痞、呕吐、肠鸣下利之症。而半夏泻心汤证为热结中焦，致脾胃升降失司，胃中痰气上逆，致心下痞、呕吐下利，以呕吐为主症，故又称"呕利痞"；生姜泻心汤证为寒热痞结于中焦，致胃虚食滞，水饮不化，以心下痞硬、干噫食臭、嗳气酸腐味、泄泻清稀如水样为主症，故又称"水饮食滞痞"；甘草泻心汤证为脾胃极虚、客气上逆，以心下痞硬而满、下利清稀如水、完谷不化、呕而无物、心烦不安为主症，故又称"胃虚痞利俱重证"。

甘草泻心汤乃补中和胃、消痞止利之良剂，现代医家多广验临床，用治现代医学之胃及十二指肠溃疡和急慢性胃肠炎，贝赫切特综合征，均有较好的疗效。关于贝赫切特综合征，仲景《金匮要略》有"狐惑之为病……甘草泻心汤主之"的记述，其所述"狐惑病"之证候，与贝赫切特综合征雷同。

此方源于《汤液经法》之"大勾陈汤"（甘草、人参、半夏、黄芩、黄连、生姜、大枣），乃"治天行热病，脾气虚，邪热入里，腹中雷鸣切痛，呕吐下利不止者方"。

[验案]

十二指肠球部溃疡案

冯某，女，43 岁。往有十二指肠球部溃疡病史，近期加剧。症见心下痞满，空腹时有不适微痛，干呕，纳呆，肠鸣下利，舌苔薄黄而腻，脉弦而沉。

证属脾虚失运，气不升降，致胃热肠寒，发为痞证。治宜健脾和胃，开结消痞，故师甘草泻心汤意化裁：制半夏 10g，黄芩 10g，干姜 6g，红参 6g，炙甘草 6g，竹茹 10g，黄连 3g，大枣 4 枚。水煎去渣再煎温服。

服药 5 剂，诸症悉减。递进 5 剂诸症悉除。予以原方加白英、白蔹、白薇各 10g，地榆 15g 续服以求痊可。（《柳少逸医案》）

眼、口、生殖器三联综合征案

某，女，27 岁，已婚。入院前一个月发现会阴部有黄豆大小两处红色硬结，继则溃烂、流黄水，伴有疼痛。8 天前突然咽部不适，吞咽时疼痛，发热，食欲不振，易疲劳。4 天来咽痛加剧，高热，而且下肢出现多处红色硬结，有压痛、尿黄。

体检：腋温 39.6℃，血压 116/88mmHg。口腔内舌左侧及颊黏膜有溃疡，右舌腭弓有多处小溃疡。面部及下肢有较多散在 1～2cm×1cm 大小的红色结节，微突出皮面，有压痛，右大阴唇上下各有 5cm×3cm 及 4cm×4cm 的溃疡，较深，有黄色分泌物，阴蒂右侧有 1cm×0.5cm 溃疡两处。咽分泌物培养：有甲、乙两类链球菌。会阴溃疡分泌物涂片：有革兰阳性双球菌及四联球菌。血常规：白细胞 $5.8×10^9/L$，中性粒细胞 0.71，淋巴细胞 0.24，嗜酸性粒细胞 0.05。血培养、康氏试验、华氏反应、X 线、尿常规均未发现异常，粪检有蛔虫卵。入院后每日肌注青、链霉素，并用朵贝氏液含漱口腔。经 8 天治疗病势不减，邀中医诊治。脉象弦细数，舌苔黄腻。

诊为狐惑病。方用甘草泻心汤加减：生、炙甘草各 10g，黄芩 10g，西洋参 6g，干姜 3g，法半夏 10g，桔梗 6g，川贝母 10g，蒲公英 15g，金银花 30g，大枣 3 枚。日 1 剂。同时用苦参 30g 煎汤，日洗外阴 3 次。

连服 9 剂，热退。共服 19 剂，口腔与会阴部溃疡及皮肤结节全消而出院。[中医杂志，1964，（5）：23]

10. 上热下寒证

黄连汤（上热下寒不和证）

[原文] 伤寒，胸中有热，胃中有邪气，腹中痛，欲呕吐者，黄连汤主之。（173）

[方药] 黄连汤方

黄连三两　甘草三两（炙）　干姜三两　桂枝三两（去皮）人参二两　半夏半升（洗）　大枣十二枚（擘）

上七味，以水一斗，煮取六升，去滓，温服，昼三夜二①。

[词解] ①昼三夜二：此《伤寒论》中特殊服药方法。《伤寒论》理中汤中尚有"日三四，夜二服"及《金匮要略》中尚有生姜半夏汤之"日三夜一服"的相似服法。仲景未言及原由，后世医家也未论及。笔者认为：此方能宣通上下阴阳之气，恢复中焦升降之机，可使药力持久，以达交通阴阳、调理脾胃之功效，此亦"不离少阳和解之法"也。笔者对于上热下寒之胃肠疾病多遵"昼三夜二"法服用本方，收效尤甚。现代医学用甲氰咪呱治疗溃疡病的服法与此方相似。所以不可轻易否定仲景这一特殊服药法。

[按语] 此乃上热下寒，腹痛欲呕吐的证治。法当清上温下，和胃降逆。

本证因上焦有热，中焦有寒，寒热互阻，升降失司所致。此方由"半夏泻心汤"去芩加桂枝而成方，方以黄连清解胸膈之热，干姜温理脾胃之寒，桂枝宣通上下之阳气，人参、甘草、大枣和胃安中，半夏降逆止呕，胃气和则呕吐、腹痛自除。且因方中寓有"理中汤"（人参、干姜、炙甘草、白术），而中寒得温。故而柯琴云："黄连泻心胸之热，姜桂去胃中之寒，甘枣缓腹中之痛，半夏除呕，人参补虚，虽无寒热往来于外，而有寒热相搏于中，所以寒热并用，攻补兼施，仍不离少阳和解之治法耳。此证在太阴、少阳之间，此方兼泻心、理中之剂。"并再三指出："此亦柴胡加减方也……而不名泻心者，以胸中素有之热，而非寒热相结于心下也。"

本方与半夏、生姜、甘草三泻心汤均为寒热错杂之证。但半夏泻心汤重在脾胃不和，以心下痞、呕吐为主；生姜泻心汤重在胃虚食滞、水气不化，以心下痞、干噫食臭、肠鸣下利为主；甘草泻心汤重在脾胃虚，以心下痞、干呕心烦、腹泻频作、水谷不化为主；本证重在胸中有热、胃肠有寒，以腹中痛、欲呕吐为主，要点为热在上而寒在下，在胸在腹，而与心下无关，故不见心下痞。

本方与上热下寒吐利证之"干姜黄芩黄连人参汤（半夏泻心汤去半夏、枣、草而成）"不同，彼以吐利为主，而此以欲呕吐为主；彼以干姜冠名，重在温除下寒，而此方意在理中也。

有的文献言"疑非仲景方"，而成无己本、《玉函经》、《千金翼方》则均无此五字。

黄连汤现多用以治疗急慢性胃炎、急性肠炎、胃及十二指肠溃疡、急慢性胰腺炎、慢性胆道感染、痢疾属上热下寒或寒热夹杂之证者。

　[验案]

　下利案

唐某，女，42岁。往有过敏性结肠炎病史，近因食不洁食物，而致食积壅塞肠中，与肠中腐浊之气相搏结而成寒湿痢。症见发热形寒，腹痛腹泻，心下痞满，心烦喜呕，舌苔白滑脉弦。

治宜平调寒热，和胃降逆。师黄连汤意化裁：黄连 10g，炙甘草 10g，干姜 6g，桂枝 10g，红参 10g，制半夏 6g，大枣 4 枚。水煎去渣再煎温服。

服药 5 剂，诸症悉减。续服 5 剂，下利止，脘痞除，诸症豁然而痊。嘱原方半量加炒白术 10g、炒山药 10g 服用两周，以固疗效。（《柳少逸医案》）

胃痛呕吐案

王某，男，45 岁。1965 年 8 月 30 日初诊。患者于 1965 年 8 月 29 日晚间，突然胃脘疼痛，呕吐不已，呕吐物初为食物，后为痰沫，次晨呕出绿色胆液，饮水即呕，乃来我院门诊。按其痛处确在脐上部，脉象弦数，舌尖边赤，苔黄薄。

证属胸中有热，胃中有寒，寒热不调，阴阳升降失常。法当和解。处方：黄连 3g，干姜 2.4g，法半夏 9g，潞党参 9g，川桂枝 3g，甘草 2.4g，大枣 3 枚。嘱服 1 剂，徐徐饮之，以防将药呕出。

8 月 31 日复诊：药后呕吐已止，惟脘部尚有微痛。仍宗原方，以巩固疗效。5 个月后随访，并未复发。［江苏中医，1966，（2）：26］。

11. 胃中不和、肝气上逆证

旋覆代赭汤（胃气虚弱痰浊内阻证）

[**原文**] 伤寒发汗，若吐，若下，解后，心下痞硬，噫气不除者，旋覆代赭汤主之。（161）

[**方药**] *旋覆代赭汤方*

旋覆花三两　人参二两　生姜五两　代赭石一两　甘草三两（炙）　半夏半升（洗）　大枣十二枚（擘）

上七味，以水一斗，煮取六升，去滓，再煎取三升。温服一升，日三服。

[**按语**] 此乃痰气痞的证治，法当和胃降逆，化痰下气。

表邪已解，脾胃气伤，脾胃运化失司，则痰饮内生，痰饮上逆则作痞硬；土虚木乘，肝气犯胃则噫气不除。方中旋覆花、生姜、半夏温化痰饮，和胃降逆；赭石镇肝降逆；人参、甘草、大枣补益胃气。共奏镇肝和胃、化痰降逆之效。故而旋覆代赭汤为治心下痞硬，噫气不除的有效方剂。罗东逸在《古今名医方论》中称"仲景此方，治正虚不归元，而承领上下之圣方"；王晋三在《绛雪园古方选注》中称"旋覆代赭汤，镇阴宣阳方"。大凡胃脘痞满、按之紧硬不痛、嗳气频作，或纳差、腹胀、呃逆、恶心、呕吐等症，舌苔白腻或厚腻，脉缓或滑者，皆可应用。

旋覆代赭汤与五泻心汤、五苓散均有心下痞或心下痞硬之症。而半夏、生姜、甘草三泻心汤皆有肠鸣下利；大黄黄连泻心汤则见热痞脉证；附子泻心汤为热痞兼表阳虚证；五苓散之心下痞，为膀胱气化不利所致，必见口渴、小便不利。

现代研究表明，本方具有降逆止呕、促进循环、健胃止泻、抗菌消炎、祛痰镇咳等功效。多用于膈肌痉挛、胃及十二指肠溃疡、幽门不全梗阻、胃扩张、胆道感染、慢性肝炎等消化系统疾病，支气管炎、支气管哮喘、支气管扩张等呼吸系统疾病，以及眩晕症、梅核气等其他方面疾病而见痰气痞阻证者。

[验案]

呃逆案

徐某，女，49岁。往有慢性胃炎史，近期呃逆频作，且呃声低弱无力，气不得续，面色苍白，手足不温，食少纳呆，伴心下痞闷，舌淡苔白，脉沉细而弱。

此乃胃气虚弱、痰浊内阻之候，治宜益气和胃、降逆化浊之剂，师旋覆代赭汤意化裁：旋覆花10g，红参6g，生姜10g，代赭石10g，制半夏10g，炙甘草6g，大枣4枚。水煎去渣再煎温服。

服药3剂，呃逆即止，纳食渐馨。以原方加竹茹10g，炒莱菔子10g续服。5剂诸症悉除。为补脾胃，以防再发，予以香砂

养胃丸续服。(《柳少逸医案》)

眩晕呕吐案

谌某，女，56 岁。多年来经常眩晕呕吐，屡治少效，经某医院诊断为"梅尼埃病"。近半月来，头晕，目黑眼花，卧床不起，起则眩倒，日夜呕吐不止，吐出物纯系黏滑痰涎，饮食不能咽下，烦冤心悸，面色苍黄，两颧微红，精神不振。脉象虚弦而滑，舌苔白腻、中心微黄。

证属虚风僭越，痰浊壅阻，病在肝胃二经。法当潜敛肝风，镇平胃逆，尤以温化痰浊为当务之急。处方：旋覆花、枳实、竹茹各 9g，煅赭石 15g，法半夏、陈皮各 6g，生姜 3 片。水煎服，缓缓进药。

三日后复诊，眩晕大减，呕逆渐平，勉能进食，但苔腻未化，脉象如前。原方再进。

旬日之内，眩晕呕吐俱止，苔腻渐化，颧红已褪，面色好转。再治半月，逐渐痊愈。两年后追访，未见复发。[浙江中医杂志，1966，(7)：30]

五、太阳病类似证

1. 风湿留着肌肉证

桂枝附子汤、去桂加白术汤（卫阳不足邪犯肌腠证）

[**原文**] 伤寒八九日，风湿相搏，身体疼烦，不能自转侧，不呕，不渴，脉浮虚而涩者，桂枝附子汤主之；若其人大便硬，小便自利者，去桂加白术汤主之。(174)

[**方药**]

桂枝附子汤方

桂枝四两（去皮）　附子三枚（炮，去皮，破）　生姜三两（切）　大枣十二枚（擘）　甘草二两（炙）

上五味，以水六升，煮取二升，去滓。分温三服。

去桂加白术汤方

附子三枚（炮，去皮，破）　白术四两　生姜三两（切）甘草二两（炙）　大枣十二枚（擘）

上五味，以水六升，煮取二升，去滓。分温三服。初一服，其人身如痹，半日许复服之，三服都尽，其人如冒状，勿怪。此以附子、术，并走皮内，逐水气未得除，故使之耳。法当加桂四两。此本一方二法，以大便硬，小便自利，去桂也；以大便不硬、小便不利，当加桂。附子三枚恐多也，虚弱家及产妇，宜减服之。

[**按语**]　此条与《金匮要略》"痉湿暍病脉证" 23 条相同。乃辨风湿留着肌肉的证治，法当温经散寒，祛风胜湿。

本证属卫阳不足，又感风寒湿邪所致风湿留着肌肉证。此即《素问·痹论》"风寒湿三气杂至，合而为痹"之意。"桂枝附子汤"乃"桂枝汤"去芍药加附子而成。方中取桂枝祛在表之风，配附子辛热行阳逐寒湿而止痛，且助卫阳以固表，甘草固中，姜枣和营卫，合为温经散寒、祛风除湿之剂。

若其人大便硬、小便自利者，示风证已去，不需再通阳，故用"去桂加术汤"，即"桂枝附子汤"去桂枝加白术而成。去桂枝之辛散，加白术之苦燥，合附子之大力健行，而逐水气。《金匮要略》名之曰"白术附子汤"，《玉函经》名"术附汤"，为治风湿之要剂。"桂枝附子汤"与"桂枝去芍药加附子汤"，药物组成大致相同，惟"桂枝附子汤"重用桂枝、附子耳。

现代药理研究表明：桂枝有镇静、镇痛、抗惊厥作用，并有解热、活血通络作用；附子有抗炎、镇静、镇痛作用，尚有局麻与抗寒冷功效；甘草有皮质激素样作用，以提高机体内分泌调节能力；生姜亦有抗炎镇痛作用；大枣有提高机体免疫能力的作用。故而"桂枝附子汤"对风湿、类风湿病有较好的抗炎作用。

临床上对坐骨神经痛，风湿性、类风湿性关节炎，膝关节炎，腰膝痛，糖尿病性神经病变，冠心病，心绞痛，哮喘，产后痹痛，寒疝，阳痿早泄等病均有较好的疗效。

现代研究表明：去桂加白术汤有抗炎、镇静、提高机体免疫力作用，除治疗风湿痹痛诸证外，还用于治疗泻利、癫痫等证。

[验案]

着痹案

郑某，男，31 岁。全身肢体关节重着，酸痛，肌肤麻木不仁。舌苔白腻，脉濡缓。

证属风寒湿留着肌肉之着痹证，治当温经散寒，祛风胜湿，故合桂枝附子汤、去桂加白术汤加味治之：桂枝 12g，制附子 12g，白术 15g，炙甘草 10g，枸树枝 15g，豨莶草 15g，臭梧桐枝 15g，生姜 10g，大枣 10g。水煎服。

服药 5 剂，诸症豁然若失，上方加鸡血藤 20g，继服。递进 10 剂，病臻痊可。(《柳少逸医案》)

冠心病案

黄某，男，54 岁。1985 年 3 月 24 日因胸前区疼痛曾在某医院住院治疗。多次心电图检查提示：ST 段下移，T 波改变，心房颤动。诊断为冠心病、心绞痛，于同年 5 月 8 日好转出院。1986 年 1 月 24 日，因工作劳累，理发洗头受寒后旧病复发。经中西药治疗 4 天，病情无缓解，邀余诊治。诊见心前区绞痛频作，痛引肩背，心悸气短，冷汗淋漓，四末冰冷，面色苍白，舌淡苔白，脉象沉弦。

证属胸阳不振，心脉痹阻。治宜温阳通痹。方拟桂枝附子汤加味：桂枝 10g，炮附子 12g（先煎），瓜蒌 15g，枳实 10g，薤白 10g，炙甘草 5g，生姜 3 片，大枣 10 枚。水煎服，每日 1 剂。

服 3 剂后，病势减轻，痹痛渐止。继以宣痹通阳、活血化瘀

之方治疗半月，诸症悉除，心电图复查基本正常。［湖南中医杂志，1988，（5）：23］

2. 风湿留着关节证

甘草附子汤（卫阳不足邪犯关节证）

［**原文**］风湿相搏，骨节疼烦，掣痛不得屈伸，近之则痛剧，汗出短气，小便不利，恶风不欲去衣，或身微肿者，甘草附子汤主之。（175）

［**方药**］甘草附子汤方

甘草二两（炙） 附子二枚（炮，去皮，破） 白术二两 桂枝四两（去皮）

上四味，以水六升，煮取三升，去滓。温服一升，日三服。初服得微汗则解。能食，汗出复烦者，将服五合，恐一升多者，宜服六七合为始。

［**按语**］此条与《金匮要略》"痉湿暍病脉证" 24 条相同。乃风湿留着关节的证治，法当温经散寒，祛湿止痛。

由于风寒湿邪留蓄关节，阻滞经络，故掣痛。风胜于表，卫阳不固，故恶风汗出。湿胜于里，气化失常，故上则短气，下则小便不利，其则水湿泛滥肌肤而为肿，此亦湿胜阳微之证，其治亦不出助阳祛湿之法也。方以附子温经散寒定痛，白术健脾祛湿，桂枝、甘草散风邪而助阳化气。因病邪深入关节，意在缓而行之，故以甘草为主。尤在泾云："得微汗则解者，非正发汗也，阳胜而阴自解耳。"

"甘草附子汤""桂枝附子汤"与"去桂加白术汤"三方，同为治疗阳虚不能化湿之风湿相搏证，同属风寒湿三气杂至之痹证，皆有恶风、汗出、身痛等症。"甘草附子汤"证病变偏于关节，病情较重；"桂枝附子汤"证与"去桂加白术汤"证病变偏于肌肉，病情较轻。"桂枝附子汤"治风气偏盛；"去桂加白术汤"治湿气偏盛;"甘草附子汤"治寒气偏盛。

乌头、附子、天雄之属,含有剧毒的乌头碱、次乌头碱、中乌头碱等生物碱。若加工炮制不当,服乌头、附子、天雄之剂后,会出现口舌、四肢麻木现象,继而会出现眩晕、头痛、语言困难、运动不灵,重者腹痛、呕吐、腹泻、心慌、四肢厥冷、心率缓慢、血压下降,部分患者出现心律不齐、心肌受损、呼吸困难等症状。故乌头、附子、天雄之剂,重在久煎,否则易发生乌头碱中毒的严重后果。

"甘草附子汤"对于风湿病、类风湿病、肩周炎有很好的疗效,同时对于慢性肾病、鼻炎、哮喘也有一定的疗效。

[验案]

痛痹案

孙某,男,23 岁。全身关节疼痛较剧,痛有定处,得热痛减,遇寒痛剧,关节不可屈伸,动则亦痛剧,局部皮色不变,苔薄白,脉弦紧。

此乃风寒湿邪闭阻络脉,寒性收引,故寒邪偏重。治宜温经散寒,祛风胜湿,师甘草附子汤意加味治之:炙甘草 10g,制附子 12g,白术 15g,桂枝 12g,络石藤 12g,穿地龙 15g,伸筋草 15g,透骨草 15g,鬼针草 15g,生姜 10g,大枣 4 枚。水煎服。

服 5 剂痛减,关节活动可,但动度大仍痛。予原方加松节 3 个,木瓜 10g,寄生 10g,10 剂续服。药后诸症豁然。嘱服十全大补丸、伸筋丹以防复发。(《柳少逸医案》)

3. 水饮证

十枣汤（水饮停聚胸膈证）

[原文] 太阳中风,下利,呕逆,表解者,乃可攻之。其人 漐漐汗出[①],发作有时,头痛,心下痞硬满,引胁下痛,干呕短气,汗出不恶寒者,此表解里未和也。十枣汤主之。(152)

[**方药**] 十枣汤方

芫花（熬） 甘遂 大戟

上三味，等分，各别捣为散。以水一升半，先煮大枣肥者十枚，取八合，去滓，内药末。强人服一钱匕，羸人服半钱，温服之，平旦服。若下少病不除者，明日更服，加半钱，得快下利后，糜粥自养。

[**词解**] ①漐漐汗出：微汗，以全身湿润为度。

[**按语**] 此乃水饮停聚胸胁的证治，法当攻逐水饮。本证《金匮要略》称为悬饮证，有"病悬饮者，十枣汤主之"的记载。因水饮内停，结于胸胁，胸阳不宣，气机壅滞而致。方用芫、遂、戟攻逐水饮，因其逐水峻猛，易戕伐中阳，故用大枣固护胃气，缓解毒性，并使邪去正不伤，达到寓攻于补之效。《医方论》云："仲景以十枣命名，全赖大枣甘缓以救脾胃，方成节制之师也。"又因方中用大枣十枚故名。使用时对用量宜慎重，中病即止，且不可过服。"糜粥自养"，意在补养正气，均需重视。

十枣汤药理作用有：泻下、利尿、镇咳祛痰和镇痛、镇静。临床多用于胸膜炎、肺炎、腹水、水肿、胃酸过多之属悬饮者。

[**验案**]

渗出性胸膜炎案

徐某，女。因咳嗽少痰、左侧胸痛、呼吸困难、发冷发热6天入院，入院前3天上述症状加剧。体检：营养、精神差。舌苔厚腻，脉弦滑。呼吸较急促，在左胸前第二肋间隙以下语颤消失，叩呈浊音，呼吸音消失。X线示：积液上缘达第二肋间，心脏稍向右移位。穿刺抽液50mL，黄色半透明，李凡他试验（＋＋），蛋白5.5g/L，白细胞0.255×10^9/L，淋巴细胞0.88，中性粒细胞0.12，未见结核菌；血沉40mm/h。

上述情况合乎中医所说的悬饮，其证属实证，予以逐祛饮邪法，用十枣汤：大戟、芫花、甘遂各0.9g，研成极细粉末，肥大红枣 10 个破后煎汁，在上午 10 时空腹吞服。

药后 1 小时腹中雷鸣，约 2 小时左右即大便稀水 5 次。依法隔日 1 剂，投 3 剂后，体温正常，胸畅，胸痛减半，左前三肋以下仍呈浊音，呼吸音减低，X 线复查：积液降至第三肋间以下。继服原方 4 剂体征消失，血沉 5mm/h。X 线：积液完全吸收。住院 26 天病愈出院。［解放军医学杂志，1965，（2）：150］

4. 痰实壅塞胸膈证

瓜蒂散（痰壅胸膈实证）

[原文] 病如桂枝证，头不痛，项不强，寸脉微浮，胸中痞硬，气上冲喉咽不得息者，此为胸有寒也。当吐之，宜瓜蒂散。（166）

病人手足厥冷，脉乍紧者，邪结在胸中，心下满而烦，饥不能食者，病在胸中，当须吐之，宜瓜蒂散。（355）

[方药] 瓜蒂散方

瓜蒂一分（熬黄） 赤小豆一分

上二味，各别捣筛，为散已，合治之，取一钱匕。以香豉一合，用热汤七合，煮作稀糜，去滓。取汁和散，温，顿服之。不吐者，少少加，得快吐乃止。诸亡血虚家，不可与瓜蒂散。

[按语] 本证为痰实壅塞胸膈，阳气郁结，气机不畅所致。"病如桂枝证"，成无己称"为发热、汗出、恶风也"。"气上冲咽喉"，方有执称为"气上冲咽喉者，痰涌上逆是也"。"胸有寒"，寒即指痰言。喻嘉言称："但头不痛，项不强，此非外入之风，乃内蕴之痰，窒塞胸间，宜用瓜蒂散，以涌出之也。"《金匮要略》载有"宿食在上脘，当吐之，宜瓜蒂散"条。乃因势利导"其高者因而越之"之法。方中瓜蒂味极苦，性升催吐，赤小豆味苦酸，香豉轻清宣泄，共助瓜蒂。方为涌吐痰实之峻剂，故气血亏虚、亡津失血之人忌之。

瓜蒂散现代医家很少使用，有人据《金匮要略》一昧瓜蒂汤治疗黄疸的记载，而用此方治疗传染性肝炎，疗效尚可，而《新医药杂志》尚有甜瓜蒂中毒致死的报导，故对此方应慎用之。

太阳病小结

太阳病是风寒之邪致病的初期阶段，以"脉浮头项强痛而恶寒"为纲，可分为经证和腑证两大类。经证是邪在肌表的病变；腑证是太阳经邪不解，而内传于膀胱所引起的病变。

由于人的不同体质，虽然同样感受风寒病邪，但临床上太阳经证却出现两种不同的证型，即太阳中风和伤寒。其中一为表虚证——太阳中风证，其病理主要是卫强营弱，治以解肌祛风、调和营卫，方用桂枝汤；另一为表实证——太阳伤寒证，其病理是营卫闭郁，治当发汗解表、宣肺定喘，方用麻黄汤。

太阳经病之表虚证及表实证尚各有其兼证。

表虚兼证则有风邪侵入太阳经输，致经气不舒，经脉失濡，"项背强几几"之"桂枝加葛根汤"证；有宿有喘疾而患太阳中风，肺寒气逆作喘的"桂枝加厚朴杏子汤"证；有太阳表证，发汗太过，伤及营阴，经脉失濡而致身体疼痛、脉沉迟之"桂枝新加汤"证；有太阳病医反下之，致腹满时痛之"桂枝加芍药汤"证及大实痛之"桂枝加大黄汤"证；有太阳病发汗太过，津亏于内，阳不足以温身，阴不足以养体，而发小便难、肢挛急不得屈伸之"桂枝加附子汤"证；有太阳病下之后，脉促胸满之"桂枝去芍药汤"证，以及微恶寒者之"桂枝去芍药加附子汤"证；有太阳病服桂枝汤，或下之所致脾虚水停的"桂枝加茯苓白术汤"证等七个兼证。

表实兼证则有风寒伤及太阳经输，致无汗之项背强硬的"葛根汤"证；有太阳阳明合病下利之"葛根汤"证，和太阳阳明合病不下利但呕的"葛根加半夏汤"证；有外感风寒，闭郁于里，而见脉浮紧、身疼痛、不汗出而烦躁之"大青龙汤"证；有伤寒表不解而兼水饮的"小青龙汤"证。

鉴于"桂枝麻黄各半汤"证、"桂枝二麻黄一汤"证、"桂枝二越婢一汤"证三方证均为表邪不解，非桂枝汤所能除，邪气已微，又非麻黄汤可峻汗，故属介于表虚表实之间太阳病之轻证。

太阳腑证是经邪不解而内传膀胱腑所致。由于病邪有传入气分和血分的不同，故有蓄水证和蓄血证两种证型。蓄水证为太阳表不解，病邪循经入腑，致膀胱气化不利，水道失调，而见发热恶风、汗出、小便不利、小腹满、烦渴或渴欲饮水、水入即吐、脉浮或浮数等症，主以"五苓散"。蓄血证为太阳病血热互结，蓄于下焦，而见小腹急结或满硬疼痛、如狂发狂或健忘、小便自利、脉沉结等症，"桃仁承气汤"为泄热逐瘀之轻剂，适用于热重于瘀之蓄血证；"抵当汤"和"抵当丸"，为蓄血重证而设方，病势急者宜汤剂，缓者用丸剂。

太阳病若治疗失当，则产生众多太阳病的变证。如汗后或下后，有邪热迫肺作喘之"麻杏石甘汤"证；有太阳病，当"桂枝汤"解之，而医反下之，致"利遂不止，脉促者""喘而汗出者"之"葛根芩连汤"证；仅心阳虚证就有过汗致心阳虚之惊证，其中分心下悸之"桂枝甘草汤"证，烦躁之"桂枝甘草牡蛎汤"证，以及惊狂之"桂枝去芍药加蜀漆牡蛎龙骨汤"证；有心阳虚水停心下（中焦）之"茯苓甘草汤"证；有太阳表邪未解误治取汗损伤心阳而发奔豚的"桂枝加桂汤"证；有汗后心阳虚致心下悸欲作奔豚之"苓桂甘枣汤"证；有心阴心阳两虚而见脉结代、心动悸之"炙甘草汤"证；有脾胃阳虚而主以"苓桂术甘汤"之水停证、主以"小建中汤"的心悸证，以及主以"厚朴生姜半夏甘草人参汤"之腹胀证；有肾阳虚而主以"干姜附子汤"

之阳虚烦躁证、主以"茯苓四逆汤"之阳虚厥逆烦躁证；有阴阳两虚之"甘草干姜汤"证和"芍药甘草汤"证；结胸证则分热实结胸之"大陷胸汤"及"小陷胸汤"证、寒实结胸之"三物小白散"证；痞证则有大黄黄连、附子、半夏、生姜、甘草五"泻心汤"证；另有上热下寒之"黄连汤"证和胃中不和、肝气上逆之"旋覆代赭汤"证。

此外尚有太阳病类似证，计有风湿留着肌肉之"桂枝附子汤"证和"去桂加白术汤"证，有风湿留着关节之"甘草附子汤"证，有水饮之"十枣汤"证和痰涎壅滞胸膈之"瓜蒂散"证。

第二章　阳明病证治

一、提纲

[**原文**] 阳明之为病，胃家实是也。（180）

[**按语**] 阳明病是由胃家实所形成，胃家包括胃与大肠，此即《灵枢·本输》"大肠、小肠皆属于胃"之说。病邪侵犯阳明，多从燥化，其证候以胃肠之燥热实为特点。"胃家实"，包括两个方面：其一是燥热亢盛，肠中无燥屎阻塞，出现身热汗出、口渴引饮、脉洪大、舌苔黄燥等，称为阳明经证。其二为燥热与肠中有形之糟粕结合，结为燥屎，出现潮热、谵语、便秘、腹满而痛、濈然汗出、脉沉细等，甚者可出现循衣摸床、微喘、直视重症，称之为阳明腑证。另外尚有误治后的变证——热扰胸膈证，此乃非典型的阳明经证。

二、热扰胸膈类证

无形邪热内扰胸膈，称之为热扰胸膈。

尤在泾云："发汗、吐下后，正气既虚，邪气亦衰，乃虚烦不得眠，甚则反复颠倒，心中懊憹者，未尽之邪，方入里而未集。已虚之气，欲胜邪而不能，则烦乱不宁，甚则心中懊憹郁闷，而不能自已也。"此余热内扰胸膈之候，故属阳明热证。此误治后的变证，而非典型的阳明经证，法当清宣郁热。

1. 热扰胸膈证

（1）栀子豉汤（热扰胸膈懊憹证）

（2）栀子甘草豉汤（懊憹兼少气证）

（3）栀子生姜豉汤（懊憹兼呕吐证）

[**原文**] 发汗吐下后，虚烦①不得眠，若剧者，必反复颠倒，心中懊憹②，栀子豉汤主之。若少气者，栀子甘草豉汤主之。若呕者，栀子生姜豉汤主之。（76）

发汗，若下之，而烦热，胸中窒者，栀子豉汤主之。（77）

伤寒五六日，大下之后，身热不去，心中结痛③者，未欲解也。栀子豉汤主之。（78）

阳明病，脉浮而紧，咽燥，口苦，腹满而喘，发热汗出，不恶寒，反恶热，身重。若发汗则躁，心愦愦，反谵语。若加温针，必怵惕，烦躁不得眠。若下之，则胃中空虚，客气动膈，心中懊憹，舌上胎者，栀子豉汤主之。（221）

阳明病，下之，其外有热，手足温，不结胸，心中懊憹饥不能食，但头汗出者，栀子豉汤主之。（228）

[**方药**]

栀子豉汤方

栀子十四个（擘） 香豉四合（绵裹）

上二味，以水四升，先煮栀子得二升半，内豉，煮取一升半，去滓。分为二服，温进一服（得吐者，止后服）。

栀子甘草豉汤方

栀子十四个（擘） 甘草二两 香豉四合（绵裹）

上三味，以水四升，先煮栀子、甘草，取二升半，内豉，煮取一升半，去滓。分二服，温进一服（得吐者，止后服）。

栀子生姜豉汤方

栀子十四个（擘） 生姜五两（切） 香豉四合（绵裹）

上三味，以水四升，先煮栀子、生姜，取二升半，内豉，煮取一升半，去滓。分二服，温进一服（得吐者，止后服）。

[**词解**]

①虚烦：阳邪内陷，郁结心胸，致心烦懊恼等症。

②心中懊恼：心中特别烦恼。

③心中结痛：心中因火邪郁结不通而作痛。

[**按语**]　此乃伤寒汗、吐、下后热扰胸膈的证治，法当清宣郁热。太阳病，经汗、吐、下等法治疗，表证已罢，而热扰胸膈，或热邪直犯，或热病后期，余热内扰胸膈而致虚烦不得眠，甚则胸中窒、心下结痛者，又称懊恼证，栀子豉汤主之。方中主以栀子苦寒以清热除烦，豆豉宣散胸中郁热。

若兼中气受损而短气者，加甘草以益气和中，名之曰栀子甘草豉汤（懊恼证兼少气）；若兼胃中有水饮而呕者，加生姜以降逆止呕，名之曰栀子生姜豉汤（懊恼证兼呕吐）。

《实用经方集成》认为：心烦是栀子豉汤证与白虎汤证、承气汤证及小柴胡汤证所共有之症，不同的是栀子豉汤证之烦是病后郁热残存，尚未化燥，病在上焦胸膈；白虎汤证之烦是阳明燥热炽盛而具四大症而心烦，病在中焦气分；承气汤证之烦，是热邪壅滞，结而成实，大便秘结而心烦，病在阳明之腑；小柴胡汤证之烦，必兼柴胡三症，而见心烦喜呕，病在半表半里。

鉴于栀子有镇静、降压、利尿、利胆、止血作用，豆豉有抑菌解热、助消化之功，故三栀子豉汤可用于急性黄疸型肝炎、急性胆囊炎、急性菌痢、急性尿路感染、神经衰弱症候群、高血压病、急性胃炎、食道炎等而见热郁胸膈、气机不畅而致心中懊恼之证。

[**验案**]

心中懊恼证案

陈某，男，26 岁。民办教师。患者为余之高中同学。值"文革"期间，民办教师久未"转正"，因久思郁闷，致烦热不宁，夜难入寐。舌质偏红，舌苔微黄，脉弦数。此乃情志抑郁，枢机不利，气机不畅，而致抑郁寡欢，精神萎靡，心烦不得眠，予柴胡加龙骨牡蛎汤3剂。药后诸症悉减，续服3剂，效不显，遂问道于吉忱公。公曰：此人虽有郁火扰心神，但无烦惊，且柴胡久服疏泄耗阴，故不显效。此患者正气虚衰，邪气不盛，当宗仲景"虚烦不得眠"，"心中懊憹，栀子豉汤主之"。遂调经方栀子豉汤：生栀子10g，淡豆豉15g，如仲景法煎服之，3剂欣然相告：心烦息，神情朗然，夜寐宁。续服5剂，诸症悉除。嘱服天王补心丹，滋阴养血，补心安神。(《柳少逸医案》)

产后血晕案

伴藏之妻，产后下血过多，忽唇舌色白，气陷如眠，脉若有若无，殆将死。乃以栀子甘草豉汤加芎藭、苦酒与之，半时，尽五六帖，忽如大寐而悟。(《松川世德治验》)

便血案

某，患便血数月，服药虽渐愈，而色泽不华，面及两脚浮肿，心中烦悸，头微痛，时时呕，寸口脉微。乃与栀子生姜豉汤而愈。(《松川世德治验》)

2. 热扰胸膈兼腹满证

栀子厚朴汤（热扰胸膈兼中焦胀满证）

[原文] 伤寒下后，心烦腹满，卧起不安者，栀子厚朴汤主之。(79)

[方药] 栀子厚朴汤方

栀子十四个（擘）　厚朴四两（炙，去皮）　枳实四枚（水浸，炙令黄）

上三味，以水三升半，煮取一升半，去滓。分二服，温进一服（得吐者，止后服）。

[按语] 此乃热扰胸膈兼腹满的证治，法当清热除烦，宽中消满。

伤寒邪在表，不当下而下，使表邪有内陷化热之机。若热扰胸膈，气机不畅而扰心，故见心烦腹满、卧起不安等症。法当清热除烦，宽中消痞，主以栀子厚朴汤。方以栀子清热除烦，厚朴消满，枳实破结下气，共为清热除烦、宽中除满之功。

心烦亦是栀子厚朴汤证、承气汤证、厚朴生姜半夏甘草人参汤证、竹叶石膏汤证及栀子豉汤证之相同点。《实用经方集成》认为：《伤寒论》用下法后，腹满心烦者有二。一是肠胃燥热之实满，以承气汤类下之；二是脾虚气滞之虚满，以厚朴生姜半夏甘草人参汤治之。下后烦而不满者亦有二。一是余热未清、津液亏耗之心烦，用竹叶石膏汤清肺养胃；二是余热未尽、热扰胸膈而心烦，用栀子豉汤泄热除烦。若下后即见心烦，脘腹满，示邪热搏结已剧，宜用栀子厚朴汤清热除烦，利气泄满。

现代研究表明，栀子厚朴汤有利胆、抑菌、增加冠状动脉血流量、改善心肌代谢、增强子宫收缩及增加胃肠节律性蠕动等作用。故而用于杂病食滞化热、急性肠胃炎、肝胆疾病、消化不良，以及冠心病、神经衰弱症候群、菌痢、疝气、脱肛、子宫脱垂等病而见心烦腹满症者。

[验案]

郁证案

李某，女，53岁。1973年6月20日初诊。心烦懊恢年余，近心烦不得眠，苦不堪言。伴胸胁苦满，脘痞腹胀，咽中如梗，眩晕。西医诊为神经官能症，予以镇静安神药罔效。大便略干，舌尖红苔略腻，脉沉弦。

证属热扰胸膈，胃失和降。治宜清热除烦，和胃消痞。方药：栀子厚朴汤合枳术丸易汤。栀子12g，厚朴10g，枳实10g，炒白术12g，合欢花10g，首乌藤12g，炙甘草10g，生姜10g。水煎服。

服药12剂，诸症豁然，时有心烦入寐难。予以上方去合欢花、首乌藤，加莲子心 6g、桑仁 12g、天麻 10g。12 剂后，心胸豁达，入寐可。予以每日莲子心 6g、远志 6g，代茶饮以善后。（《柳吉忱医疗经验集》）

3. 热扰胸膈兼中寒下利证

栀子干姜汤 （热扰胸膈兼中焦虚寒证）

[原文] 伤寒，医以丸药大下之，身热不去，微烦者，栀子干姜汤主之。(80)

[方药] 栀子干姜汤方

栀子十四个 （擘） 干姜二两

上二味，以水三升半，煮取一升半，去滓。分二服，温进一服 （得吐者，止后服）。

[按语] 此乃热扰胸膈兼中寒下利的证治，法当清上热，温中寒。

"丸药"，当是东汉时具有较强泻下作用的中成药。以"丸药大下之"，属误治。故误下而使中焦虚寒下利、腹满疼痛、邪热内郁胸膈而身热微烦，故主以栀子清上焦之热邪，则心烦可止；大下后，戕伐中阳必大便溏，故伍以干姜温中焦之虚寒，则便溏可愈。二药合用曰栀子干姜汤，立清上热温中寒，寒热并用之法。心烦热是热扰胸膈证之主症。栀子豉汤主治单纯的热扰胸膈证；而栀子干姜汤尚兼治脾阳受损、中焦积寒而见下利腹痛证；栀子干姜汤且有解毒抑菌、利胆之功，临床多与泻心汤合用，以治疗湿热或寒热夹杂之胃肠、肝胆病。

[验案]

胃脘痛案

肖某，工人。壮年体健，初秋患胃脘剧痛，先服中药无效，后住某医院诊断为"急性胃炎"，经注射镇静、镇痛药及配合针灸治疗，3 日夜痛不止。心烦口苦，时欲呕，脘中剧痛不可按。

诊其脉弦数有力，舌赤苔黄。

此火郁中脘，胃气失和，法当清降。拟方：栀仁、川楝子各15g，炮姜3g，水煎服。

午后 3 时许进药，黄昏痛减，午夜痛全止。2 剂获痊愈。（《伤寒论方医案选编》）

4. 热扰胸膈兼心下痞塞证

枳实栀子豉汤 （热扰胸膈兼中焦痞塞证）

[**原文**] 大病①差后，劳复②者，枳实栀子豉汤主之。（393）

[**方药**] 枳实栀子豉汤方

枳实三枚（炙） 栀子十四个（擘） 豉一升（绵裹）

上三味，以清浆水七升，空煮取四升，内枳实、栀子，煮取二升，下豉，更煮五六沸，去滓。温分再服，覆令微似汗。若有宿食者，内大黄如博棋子大五六枚，服之愈。

[**词解**]

①大病：指伤寒热病。

②劳复：大病伤愈，因过劳而发。

[**按语**] 此乃差后劳复的证治，法当清热除烦，宽中下气。

大病初愈，阴阳未平，气血未复，余热未尽，宜安养，避风邪，清虚无欲，若劳之必复发热。本条虽未言症，但以方测症，当有烦躁和胸腹满症，故予枳实栀子豉汤。

枳实栀子豉汤是由栀子豉汤加枳实而成，与栀子厚朴汤仅一味之差，均治心烦腹满，但所主亦不同。栀子厚朴汤是枳实、厚朴同用，重在行气消痞（用枳实）、除满（用厚朴），以腹胀满为主；而枳实栀子豉汤主用豆豉，重在清泻胸膈之郁热。清浆水，吴仪洛又称为酸浆水，为炊粟米熟，投入冷水浸五六日，味酸生花，色类浆而名之。今用清浆水煮药，取其调中开胃，对于差后复热诸症，尤为适宜。

上述诸方证均为汗、吐、下后，余热扰于胸膈而见心烦诸症，为阳明热证中误治后的变证。栀子豉汤，以栀子清上焦之热邪，则心烦可止，又导热下行；豆豉清表宣热、和降胃气，为清宣胸膈郁热治虚烦懊侬之良方。栀子甘草豉汤，为栀子豉汤加甘草而成，乃栀子豉汤兼短气之方证；栀子生姜豉汤，为栀子豉汤加生姜而成，乃栀子豉汤兼呕之方证；枳实栀子豉汤，为栀子豉汤加枳实而成，乃栀子豉汤兼心下痞之方证；热扰胸膈心烦主以栀子豉汤，若兼腹满证，则以栀子厚朴汤；若热扰胸膈兼中寒下利，则主以栀子干姜汤。

[验案]

热扰胸脘案

叶，风湿入肺，肺气不通，热渐内郁，头胀，咳嗽，发疹，心中懊侬，胃中痞满，犹是气不舒展，邪欲结痹，宿有痰饮，不欲饮水，议栀豉合凉膈之法。

山栀皮、豆豉、杏仁、黄芩、瓜蒌皮、枳实汁。（叶天士《临证指南医案》）

三、阳明经证

阳明经证，又称阳明热证，其病机为外邪入里化热，胃中燥热炽盛，消灼津液，而致身大热、汗自出、不恶寒反恶热、脉洪大、口干舌燥、大渴引饮且不解的证候。

1. 阳明气分热盛证

白虎汤、白虎加人参汤

[原文] 伤寒，脉浮滑，此以表有热，里有寒[①]，白虎汤主之。（176）

三阳合病，腹满，身重，难以转侧，口不仁[②]，面垢，谵语，遗尿。发汗则谵语，下之则额上生汗，手足逆冷。若自汗出者，

白虎汤主之。（219）

伤寒脉滑而厥者，里有热，白虎汤主之。（350）

服桂枝汤，大汗出后，大烦渴不解，脉洪大者，白虎加人参汤主之。（26）

伤寒，脉浮，发热，无汗，其表不解，不可与白虎汤。渴欲饮水，无表证者，白虎加人参汤主之。（170）

伤寒无大热，口燥渴，心烦，背微恶寒者，白虎加人参汤主之。（169）

伤寒若吐、若下后，七八日不解，热结在里，表里俱热，时时恶风，大渴，舌上干燥而烦，欲饮水数升者，白虎加人参汤主之。（168）

若渴欲饮水，口干舌燥者，白虎加人参汤主之。（222）

[方药]

白虎汤方

知母六两　石膏一斤（碎）　甘草二两（炙）　粳米六合

上四味，以水一斗，煮米熟，汤成，去滓。温服一升，日三服。

白虎加人参汤方

知母六两　石膏一斤（碎，绵裹）　甘草二两（炙）　粳米六合　人参三两

上五味，以水一斗，煮米熟，汤成，去滓。温服一升，日三服。

[词解]

①里有寒：当作里有热解。

②口不仁：言语不利，食不知味。

[按语] 此乃白虎汤证及白虎加人参汤证的证治。前者法当辛寒清热，后者当清热、益气、生津。

邪入阳明，燥热亢盛，充斥于外，故见大热、大汗、大渴引饮、脉洪大四大症，或见心烦、神昏谵语等症。此乃阳气被郁不达，故为热厥。《内经》曰"热淫所胜，佐以苦甘"，"热淫于内，以苦发之"。石膏、知母清阳明独盛之热，甘草、粳米益气调中，使大寒之品不致伤胃，诸药合用，组成辛寒清热之白虎汤。若大渴不解、口舌干燥者，加人参以益气生津，组成清热益气生津之白虎加人参汤。

验诸临床，当以阳明气分热盛为其要点，即症见壮热面赤、烦渴引饮、大汗出、脉洪大有力或滑数，正如《医方考》所述："是方也，惟伤寒内有实热者可用之。若血虚身热，证象白虎，误服白虎者死无救，又东垣之所以垂戒也。"

苍龙、白虎、朱雀、玄武，古称为天之四灵，以正四方，此即四象，四象配四季，则西方白虎配秋；四季配五行，则西方白虎配金。西方金星色白，秋季里秋高气爽，万物成熟，故白虎以司秋令。白虎汤为一首强力清热剂，是为阳明经病之四大症而设之方。用之犹如秋金行令，夏火炎退，暑热即止。若虎啸谷风冷，凉风酷暑立消之意，神于解热，莫如白虎。故名曰白虎汤，系引喻之意也。故而成无己在《伤寒明理论》中云："白虎，西方金神也，应秋而归肺。热甚于内者，以寒下之；热甚于外者，以凉解之；其有中外俱热，内不得泄，外不得发者，非此汤则不能解也。夏热秋凉，暑暍之气，得秋而止，秋之令曰处暑，是汤以白虎名之，谓能止热也。"

《医方集解》用本方加苍术，名白虎加苍术汤，治阳明病湿温脉沉细者；加桂枝，名桂枝白虎汤，治温疟但热无寒者；加柴、芩、半夏名柴胡石膏汤，治暑嗽喘渴者。

近代研究表明，白虎汤有很好的解热、抗炎、抗毒、抗变态反应、镇静、降血压等作用。常用于治疗肺炎、流行性乙型脑炎、流行性出血热、钩端螺旋体病、中暑、风湿热、糖尿病、精神病而具阳明燥热内盛证者，不论伤寒和温病，也不论外感和内伤，皆可用之。

白虎加人参汤的临床应用，已超出《伤寒论》的范畴，现用于各种病原微生物（如细菌、病毒、原虫）引起的感染，物理因子引起的发热，如暑热，内分泌紊乱和结缔组织病，如风湿热、糖尿病，涉及神经、呼吸、消化、骨关节等系统疾病。

《伤寒论》中之白虎汤，在《汤液经法》中名曰"小白虎汤"，《辅行诀脏腑用药法要》中为"治天行热病，大汗出不止，口舌干燥，饮水数升不已，脉洪大者方"。

［验案］

高热（流行性乙型脑炎）案

侯某，男，7岁。1967年8月11日。患流行性乙型脑炎，入院传染病房。时值盛夏，"乙脑"流行，均行中西医结合治疗，中医治疗由余负责。患儿患病2月，高热不退，可达40℃以上，头痛较剧，呕吐频繁，烦躁不安，时出现意识障碍，由昏睡至昏迷，不同程度肢体抽搐，舌赤苔黄腻，脉滑数。

证属邪在气分，邪热炽盛，津液被劫，高烧不退；营血灼伤，邪陷心包，上扰神明，故神识不清；热邪灼津，肝阴亏损，风动致痉，而见抽搐。治宜清热解毒，凉血养阴，佐以息风止搐之品。师白虎汤、清瘟败毒饮意予之：知母15g，生石膏60g，粳米30g，栀子10g，黄芩6g，连翘10g，牡丹皮10g，赤芍10g，竹叶6g，玄参10g，桔梗10g，蝉衣6g，犀角1g（研冲）。水煎服。

服药1剂，高烧、惊厥息。续服3剂诸症豁然若失，上方去犀角，继服6剂，病臻痊可。（《柳少逸医案》）

大叶性肺炎案

赵某，男，17岁，学生。1964年4月1日入院。

咳嗽一周许。今晨突然寒战，发热汗出，咳嗽胸痛，痰呈黄色。检查：体温 39.8℃，急性面容，面色潮红，右下肺呼吸音降低。白细胞 19×10^9/L，中性粒细胞 0.90。胸透：右下肺大片密度增深阴影。诊断：大叶性肺炎。现症：身热恶风，咳嗽痰黄，自汗出，口渴喜饮，小便黄赤。苔薄，脉浮滑数。

证属风温卫分之邪未罢，气分热邪已炽。治拟透热清气，宣肺化痰：蝉衣 4.5g，连翘 12g，知母 15g，粳米 30g，甘草 4.5g，生石膏（打）60g，浙贝母片 4.5g（分吞）。4 剂，每 6 小时服半剂。宁嗽露 10mL，每日服 3 次。

4 月 3 日二诊：热退，体温 37.1℃，咳痰呈铁锈色，右胸下部叩诊浊音，呼吸音粗，有少量湿啰音。白细胞 10.1×10^9/L，中粒细胞 0.78。苔薄，脉滑。守前法再进原方 2 剂，服法同前。

4 月 4 日三诊：诸恙渐平，惟咳嗽未除，咯痰不爽，胸透右下肺炎已见吸收，苔薄，脉滑。余邪恋肺，清肃失常。乃予肃肺化痰，以祛余邪。

4 月 8 日出院时，仅稍有咳嗽。白细胞计数正常。胸透右下肺炎吸收。(《伤寒论方医案选摘》)

中暑案

高某，男，42 岁。1971 年 8 月 20 日。时值盛夏，于玉米地锄草，口渴引饮，猝然昏倒，旋即高烧神昏，自汗足冷，家人急刺人中穴而醒，急送医院，由余接诊。先予藿香正气水 2 支服之，急用白虎加人参汤加味：知母 15g，石膏 30g，西洋参 6g，粳米 30g，淡竹叶 10g，藿香 10g，炙甘草 10g。水煎服。服药 3 剂痊可。(《柳少逸医案》)

麻疹合并支气管肺炎重症案

雍某，女，2 岁。患儿因麻疹后 6 天，高热气急鼻扇，痰鸣而入院。入院后体检两肺满布啰音，X 光透视：两肺周围广泛性支气管肺炎，左肺为主。当时施用抗生素及可拉明，病情曾一度好转。入院后 9 天，体温又复上升，达 40.3℃，并出现面色苍白，精神委顿。情况严重，当时即采用中药治疗。

麻疹之后，温邪余毒未清，正气已虚，面色苍白，汗多高热，咳嗽痰鸣，气急鼻扇，脉象软数，舌质绛、苔薄白。症势危重，治以清肺泄热，扶正养阴。拟白虎加人参汤加味：党参 9g，生石膏 30g，知母 9g，甘草 3g，前胡 6g，金银花 9g，双钩 9g，鲜芦根 1 支。

服上药两天后，热势下降，咳嗽气急痰鸣均得改善，两肺啰音亦见减少。继进清肺化痰、养胃存津之剂。5 天后热度退净，痊愈出院。[上海中医药，1959，（3）：17]

2. 阳明气阴两伤证

竹叶石膏汤

[**原文**] 伤寒解后，虚羸①少气，气逆欲吐，竹叶石膏汤主之。（397）

[**方药**] 竹叶石膏汤方

竹叶二把　石膏一斤　半夏半升（洗）　麦门冬一升（去心）　人参二两　甘草二两（炙）　粳米半升

上七味，以水一斗，煮取六升，去滓，内粳米，煮米熟，汤成，去米。温服一升，日三服。

[**词解**] ①虚羸：虚弱消瘦。

[**按语**] 此乃伤寒解后，余热不消、气液两伤的证治，法当清虚热、益气津。

伤寒虽同是感受寒邪，但其病变转归，则随人体阳气的盛衰而各异，素体阳虚者，多损阳而化寒，阳盛者多伤阴化热。今伤寒病解后，虽大热已去，但气液已伤，余热未尽，致胃失和降，此乃阳明燥热耗气伤津，而致热渴、汗多、虚弱消瘦少气。胃失和降，故气逆欲吐，方以竹叶、石膏清热除烦；人参、甘草、麦冬、粳米益气生津；半夏和胃降逆止呕。故竹叶石膏汤以清泻余热、益气养液为主法。

白虎汤、白虎加人参汤、竹叶石膏汤三汤证，同为阳明热证。白虎汤为燥热较盛，以大热、大汗、大渴、脉洪大为主；由于津液亏甚，故白虎加人参汤的"汗""渴"更剧，但脉不如白虎汤洪大；竹叶石膏汤证与白虎汤证比较，热邪已减，津伤更剧，口干欲饮与虚羸少气同见，而脉细数，已不见洪大。

竹叶石膏汤现多用以治疗乙型脑炎后期发热不退、麻疹并发肺炎、流行性出血热、红斑狼疮、小儿夏季热等病。

据清·莫枚士《经方例释》所称："此麦门冬汤去大枣，加竹叶石膏也。故以竹叶石膏二味主方名。《千金》《外台》引华佗说，名竹叶汤。《千金》加小麦、知母、栝楼、茯苓、黄芩，名竹叶汤。"另据陶弘景所云仲景之竹叶汤，所用为淡竹叶。竹叶石膏汤在《汤液经法》中名曰"大白虎汤"（石膏、竹叶、半夏、炙甘草、麦冬、粳米、生姜），"治天行热病，心中烦热，时自汗出，舌干，渴欲饮水，时呬嗽不已，久不解者方"，即仲景以大白虎汤去生姜加人参而成竹叶石膏汤。

[验案]

肺炎高热案

林某，女，28岁，农民。盛夏在田间劳作，忽逢大雨，冒雨急行回家，旋即寒战、高热，体温39.7℃。村医予扑热息痛、复方新诺明服之，仍高热不退，两日后出现胸部刺痛，随呼吸和咳嗽加剧。来院内科就诊，以大叶性肺炎入院治疗。经抗生素治疗三日，仍高热不退，故请中医会诊。症见高热口渴，咳嗽胸痛，气喘不得平卧，咯铁锈色痰，略带血丝，小便赤，舌红苔黄，脉洪大。

证属邪热壅肺，治宜清热宣肺，师竹叶石膏汤意予之：竹叶15g，生石膏45g，姜半夏10g，麦冬12g，西洋参10g，穿心莲

15g，鱼腥草 15g，粳米 15g，羚羊角 2g（研冲），炙甘草 10g。

服药 1 剂，体温得降，口渴、咳嗽、胸痛悉减，续服 12 剂，诸症悉除，病愈出院。（《柳少逸医案》）

流脑后余热不清案

平某，女，47 岁，农民。1964 年 12 月 8 日初诊。其夫代诉：今晚 8 时，患者突然恶寒不适，旋即高热、呕吐（喷射性），继而神志昏蒙，来院诊治。检查：体温（腋下）39.9℃。神志不清，两目直视，头汗淋漓，项强，辗转反侧不安，上肢及胸背有大小不等的瘀点，压之不褪色，呼吸气粗，脉数，苔厚腻带黄。凯尔尼格、布鲁津斯基征阳性。

诊断：流行性脑脊髓膜炎。

入院后按"流脑"常规处理 6 天，一般症状基本消失。但体温不能降至正常，虽经磺胺类及抗生素治疗，体温始终保持 38℃左右，经过讨论，12 月 15 日拟用中药治疗。体温 38.3℃，脉来数而无力，舌质稍绛，苔薄腻。唇红、口渴欲饮，有汗，间或泛恶，瘀点未能全消。自云五心烦热，今晨大便一次，呈颗粒状，精神疲倦。

根据症情，属热甚多汗而伤气阴，津液耗损。拟以竹叶石膏汤加味：竹叶 15g，生石膏 30g，党参 9g，麦冬 9g，半夏 6g，生甘草 3g，粳米 15g（荷叶包），全瓜蒌 9g，玄参 9g。水煎服。

复诊：翌日，体温 37.8℃，脉来兼数，舌质由绛转红、苔薄中微腻。口虽渴而不干，身热头痛大减，瘀点已消，大便一次，质已润。原方瓜蒌、玄参改用 6g。

三诊：服药一剂，体温 37.2℃，脉来平和，舌苔正常，不呕不渴，精神好转，但食欲未复。后以调补脾胃，数日而愈。［江苏中医，1966，（7）：33］

四、阳明腑证

阳明腑证，又称阳明腑实证，其病机为外邪入里化热，津液受伤，燥结成实，或邪热与肠中宿食结为燥屎。临床可见腹部胀满、不大便、舌苔黄燥等证候。

1. 燥实证

调胃承气汤

[原文] 伤寒，脉浮，自汗出，小便数，心烦，微恶寒，脚挛急，反与桂枝欲攻其表，此误也……若胃气不和，谵语者，少与调胃承气汤。（29）

太阳病三日，发汗不解，蒸蒸发热者，属胃也[①]，调胃承气汤主之。（248）

发汗后，恶寒者，虚故也；不恶寒，但热者，实也。当和胃气，与调胃承气汤。（70）

伤寒吐后，腹胀满者，与调胃承气汤。（249）

阳明病，不吐不下，心烦者，可与调胃承气汤。（207）

太阳病，先下之而不愈，因复发汗，以此表里俱虚，其人因致冒，冒家汗出自愈。所以然者，汗出表和故也。里未和，然后复下之。（93）

太阳病未解，脉阴阳俱停，必先振栗，汗出而解。但阳脉微者，先汗出而解；但阴脉微者，下之而解。若欲下之，宜调胃承气汤。（94）

[方药] 调胃承气汤方

甘草二两（炙） 芒硝半升 大黄四两（去皮，清酒洗）

上三味，以水三升，煮取一升，去滓，内芒硝，更上火微煮令沸，少少温服之。

[词解] ①属胃也：即转属阳明也。

[**按语**]　此乃阳明燥实证的证治，法当泄热和胃，润燥软坚。

阳明腑证的主要临床表现为：潮热、谵语、便秘、腹满而痛、手足濈然汗出、脉沉实等。患者可出现循衣摸床、双目直视等重症。而蒸蒸发热、心烦、腹微满痛、拒按、不大便、脉滑数，为调胃承气汤证。本证以燥实甚而痞满不甚为主，故用大黄苦寒泻下，荡涤实热；芒硝咸寒润燥，软坚通便；甘草和中，协和硝黄泻燥热，并顾护中州胃气。本方多用于阳明腑实初结，燥热结实为主，气滞痞满次之之证。其方虽泻下之力逊，但为除热和胃之良剂，如徐大椿在《伤寒论类方·伤寒约编》中称仲景此方"总为胃中燥热不和，而非大实满者比，故不欲其速下，而去枳朴，特加甘草，以调和之，故曰调胃"。此方服用法有二：一是论中 29 条，用温药复阳后，致"胃气不和，谵语者，少与调胃承气汤"，取"少少温服之"；一是如论中 207 条阳明实热之证，取其泄热和胃，用"温顿服之，以调胃气"。

近代研究表明：调胃承气汤有泄热、通下、抗菌、排毒、解痉、利胆作用。常用于治疗急性胰腺炎、肠梗阻、胆结石、不明原因高热、流行性乙型脑炎、糖尿病、膈肌痉挛、荨麻疹等而见燥热阻结胃肠痞满不甚之证。即使没有发热或只有积热而无宿食者亦可用之。

[**验案**]

胃脘痛案

吕某，女，40 岁。患慢性胃炎、十二指肠溃疡十余年。久治未愈，今年孟春复发，延余诊治。症见心下痞满且痛，夜间痛甚，喜按，恶心，纳呆，口干不欲饮，大便数日未行，小便黄赤，舌红苔黄，脉沉细而弦。

证属胃阴不足，腑气不通，师调胃承气汤意化裁：生大黄 12g，炙甘草 6g，芒硝 6g。水煎服。

三日后，患者欣然相告：一剂痛解，便通。续服两剂，诸症

若失。遂予枳术丸、芍药甘草汤意，以健脾和胃、缓急止痛，小剂服用两月，病臻痊可。(《柳少逸医案》)

中消 (糖尿病) 案

叶某，男，57 岁，职员。1964 年 6 月 26 初诊。三月前始觉善食善饥，两天虽进七餐，仍感饥饿，并有上腹部嘈杂、疼痛。口不渴，小便如常，大便秘结，数日一通。苔黄不燥，脉滑有力。病者禀素健壮无恙，嗜食香燥食物。检查：发育正常，营养中等。甲状腺无肿大，心肺正常。腹部柔软，肝脾未触及。全身浅表淋巴结无肿大。各种神经反射均正常。胸部透视：心肺无异常变化。尿检 3 次，尿糖均阳性。

辨证：经云"胃热则消谷善饥"。患者症见便秘、苔黄、脉滑数有力，当属阳明里热实证，即所谓"中消"也。治宜清胃泻火，佐以养阴。处方：大黄 6g，芒硝 6g，甘草 4.5g，黄芩 4.5g，知母 9g，天冬 9g，生地 9g，牛膝 9g，石膏 12g。水煎服。

服药后，症状见减。照前方续服 18 剂，苔净脉和，食量正常，其他症状完全消失，尿糖转阴性。 ［福建中医药，1964，(5)：44］

2. 痞满实证

小承气汤

[原文] 阳明病，其人多汗，以津液外出，胃中燥，大便必硬，硬则谵语，小承气汤主之。若一服谵语止者，更莫复服。(213)

太阳病，若吐、若下、若发汗后，微烦，小便数，大便因硬者，与小承气汤，和之愈。(250)

阳明病，谵语，发潮热，脉滑而疾者，小承气汤主之。因与承气汤一升，腹中转气者，更服一升；若不转气者，勿更与之。明日又不大便，脉反微涩者，里虚也，为难治，不可更与承气汤

也。（214）

[**方药**] 小承气汤方

大黄四两（酒洗）　厚朴二两（炙，去皮）　枳实三枚（大者，炙）

上三味，以水四升，煮取一升二合，去滓。分温二服。初服汤当更衣，不尔者尽饮之。若更衣者，勿服之。

[**按语**] 此乃阳明痞满实证的证治，法当泄热通便，消滞除满。

潮热汗出，腹胀满硬痛，大便难，神昏谵语，或热结旁流，脉滑，为小承气汤证。阳明里热炽盛，蒸于外见潮热汗出，结燥屎故不大便、腹胀满硬痛；燥热夹浊气上扰神明，故神昏谵语；若燥热迫津下趋致泻，为热结旁流，急当泻下存阴。方以大黄攻积泄热，厚朴行气宽中，枳实破结除满。故适于阳明腑实而气滞痞满为甚，燥热次之之证。

现代研究表明：小承气汤具有泄热、通便、抗菌、排毒、解痉、除满作用。多用于流行性乙型脑炎、肠梗阻、中毒性肠麻痹、胆道蛔虫、腹部手术后并发症、病毒性肝炎等，只要胃肠实热结聚轻者，皆可用之。

[**验案**]

热结旁流案

林某，男，12 岁。患者于 1968 年 8 月 13 日以流行性乙型脑炎入院，经西药治疗仍高热惊厥不解。余与业师牟永昌公应邀会诊，见病人烦躁不宁，神昏谵语，四肢微厥，腹满微硬，无汗，体温仍高达 40℃不退，小便短赤，先大便闭结，续得下利臭水，舌苔黄腻，脉滑数。

师曰：此乃热邪传入阳明，大肠中燥屎内结，而成热结旁流。故予小承气汤处之：生大黄 10g，厚朴 6g，枳实 6g。水煎服。

一剂后汗出、便通、热退、识清。论及此案，师曰："《瘟疫论》尝云：'热结旁流者，以胃家实，内热壅闭，先大便闭结，续得下利，纯臭水，全然无粪，日三四度，或十数度，宜大承气汤得结粪而利。'因未至大实满，故予小承气汤，此活法也。"（《牟永昌诊籍纂论》）

手术后肠梗阻案

宋某，因右侧腹股沟嵌顿疝，自用力复位，引起肠穿孔及腹膜炎。肠缝合术后第三天，发生动力性肠梗阻。此时腹胀，有压痛及肌紧张，肠鸣音消失，无大便或排气。脉洪大有力，舌苔黄燥，取行气导滞、清热解毒法。用小承气汤加黄芩、黄柏、金银花、连翘治疗。服药4小时后，肠蠕动增强，排稀便两次，腹胀及腹痛迅速减轻，次日下午开始进食。［天津医药杂志，1961，（1）：1］

3. 痞满燥实证

大承气汤

［原文］二阳并病，太阳证罢，但发潮热，手足漐漐汗出，大便难而谵语者，下之则愈，宜大承气汤。（220）

伤寒，若吐、若下后，不解，不大便五六日，上至十余日，日晡所发潮热，不恶寒，独语如见鬼状。若剧者，发则不识人，循衣摸床，惕而不安，微喘直视，脉弦者生，涩者死。微者，但发热谵语者，大承气汤主之。若一服利，则止后服。（212）

大下后，六七日不大便，烦不解，腹满痛者，此有燥屎也，所以然者，本有宿食故也，宜大承气汤。（241）

病人小便不利，大便乍难乍易，时有微热，喘冒①不能卧者，有燥屎也。宜大承气汤。（242）

伤寒六七日，目中不了了，睛不和，无表里证，大便难，身微热者，此为实也。急下之，宜大承气汤。（252）

阳明病，发热、汗多者，急下之，宜大承气汤。(253)

发汗不解，腹满痛者，急下之，宜大承气汤。(254)

腹满不减，减不足言，当下之，宜大承气汤。(255)

阳明、少阳合病，必下利，其脉不负者，为顺也。负者，失也。互相克贼，名为负也。脉滑而数者，有宿食也，当下之，宜大承气汤。(256)

[方药] 大承气汤方

大黄四两（酒洗）　厚朴半斤（炙，去皮）　枳实五枚（炙）芒硝三合

上四味，以水一斗，先煮二物，取五升，去滓，内大黄，更煮取二升，去滓，内芒硝，更上微火一两沸。分温再服。得下，余勿服。

[词解] ①喘冒：即气喘而头目眩晕。

[按语] 大承气汤证相关原文较多，220 条乃二阳并病，转属阳明腑实的证治。212 条乃阳明腑实重证及正虚邪实危候的证治。241 条乃下后燥屎复结的证治。242 条乃阳明腑实燥屎内结的证治。252、253、254 三条均为阳明腑实证，法当急下存阴。255 条乃腹满当下的证治。256 条乃阳明少阳合病宜下的证治。潮热神昏、谵语或视物不清、循衣摸床、大便不通或热结旁流、腹胀满硬痛或拒按、脉沉实或沉迟有力诸症，为阳明里热结实的证候。故立大承气汤，以攻下实热、荡涤燥结。本方证痞满燥实俱备，为腑实重证。故病机与调胃承气汤之燥实证、小承气汤之痞满证相同，但病证较重，故合二方为一方。方以大黄泄热荡实，芒硝软坚润燥，厚朴行气除满，枳实破结消痞，诸药合用，而成泄热润燥、除满消痞之功。

柯琴云："太阳证罢，是全属阳明矣。"三承气汤均用大黄荡涤肠胃积热。大承气汤由大黄、厚朴、枳实、芒硝组成，用于阳明腑实之痞、满、燥、实四症及脉实者，或肠中实热积滞之"热

结旁流"者，此乃阳明热结重证，该方有峻下热结之功，故曰"大"；小承气汤由大黄、枳实、厚朴三药组成，用于阳明腑实之痞、满、实而不燥之阳明热结轻证，故曰"小"；调胃承气汤不用枳实、厚朴，虽后纳芒硝，而大黄与甘草煎，其泄热攻下之力缓，功以调和，故曰"调胃"，主治阳明热结，燥实在下，而无痞满之证。

承者，受也，顺也，制也，以下承上也。柯琴云："诸病皆因于气，秽物之不去，由于气之不顺，故攻积之剂必用行气药以主之。亢则害，承乃制，此承气之所由，又病去而气不伤，此承气之义也。"六腑以通为用，胃气以降为顺，三方均攻下热结，皆能承顺胃气，使腑气得降，热结得通，故名"承气汤"。

后世应用，大凡有三：一是阳明腑实证，以大便不通、脘腹痞满、腹痛拒按、按之硬，甚或潮热谵语、手足濈然汗出、舌苔干燥起刺、脉滑实为其见症；二是热结旁流，以下利清水、色纯青、脐腹疼痛、按之坚硬有块、口舌干燥、脉滑实为其见症；三是里热实证之热厥，痉病或发狂等。

近代对大承气汤的深入研究，拓展了其应用范围。认为大承气汤具有泄热、通下、抗菌、排毒、解痉、增强胃肠道蠕动、改善胃肠道血液循环、促进腹腔内陈旧性出血吸收、预防术后腹腔粘连、促进胆囊收缩功能，对肝、胆、肾脏功能有调节和保护作用，常用于治疗流行性乙型脑炎、急性胰腺炎、急性病毒性肝炎、急性阑尾炎、阑尾脓肿术后腹膜炎、粘连性肠梗阻、中毒性麻痹性肠梗阻、胆道感染、胆结石、急性铅中毒、结膜炎、角膜炎等而具实热蕴结、腑气阻闭之证者。

承气汤类源自《汤液经法》之大、小腾蛇汤，此即陶弘景"泻通之方，以大黄为主"之意也。小腾蛇汤（枳实、厚朴、甘草、芒硝），为"治天行热病，胃气素实，邪气不除，腹满而喘，汗出不止者方"。大腾蛇汤，由小腾蛇汤加大黄、葶苈、生姜而成，"治天行热病，邪热不除，大腑闭结，腹中大满实，汗出而喘，时神昏不识人，宜此方，急下之方"。仲景以小腾蛇汤加减衍出三承气汤，以大腾蛇汤加减分解而成大承气汤、大陷胸丸二方。

[备考原文]

病人不大便五六日，绕脐痛，烦躁，发作有时者，此有燥屎，故使不大便也。（239）

阳明病，谵语，有潮热，反不能食者，胃中必有燥屎五六枚也。若能食者，但硬耳。宜大承气汤下之。（215）

汗出，谵语者，以有燥屎在胃中，此为风也。须下者，过经乃可下之。下之若早，语言必乱，以表虚里实故也。下之愈，宜大承气汤。（217）

阳明病，下之，心中懊侬而烦，胃中有燥屎者，可攻。腹微满，初头硬，后必溏，不可攻之。若有燥屎者，宜大承气汤。（238）

[验案]

急性胆囊炎案

闫某，女，38 岁。往有胆结石病史，经中药治疗痊可。患者于三日前突发右上腹部痛，并向右肩及腰背放射，继而痛剧伴恶心、呕吐、发热、寒战，继而出现黄疸。烦渴引饮，大便秘结，小便短赤，舌苔黄腻，脉弦数。

证属胆经蕴热，气机壅滞，腑气不通。治宜泄热通腑。师大承气汤意化裁：生大黄 10g，芒硝 10g，枳实 10g，厚朴 10g，栀子 10g，茵陈 20g，郁金 12g。水煎服。

服药 1 剂，便通痛减。继服 5 剂，发热、皮肤黄染消退。又续进 5 剂，诸症悉除，病臻痊可。嘱每日茵陈 30g，大枣 10 枚作饮服之，以臻不发。（《柳少逸医案》）

急性胰腺炎案

郑某，女，23岁。1973年3月9日初诊。昨日中午过食油荤，入夜上腹部剧烈疼痛拒按，并向腰脊部放射，恶心呕吐，口干便秘。今起发热38℃，白细胞17.1×10^9/L，中性粒细胞0.82；血淀粉酶1600单位。脉小弦，苔薄黄腻。

此乃湿热互阻中焦，延及胰脏，不通则痛。急拟清热解毒通腑法，方以大承气汤加减：生大黄9g（后入），玄明粉9g（冲），枳实12g，生山楂15g，大血藤30g，败酱草30g。水煎服，2剂。

服1剂腹痛减，2剂腹痛除、热退，血常规及血淀粉酶均正常。（《伤寒论方医案选编》第101页）

五、脾约证

麻子仁丸（津亏燥热证）

[**原文**] 趺阳脉[①]浮而涩，浮则胃气强，涩则小便数，浮涩相搏，大便则硬，其脾为约，麻子仁丸主之。(247)

[**方药**] 麻子仁丸方

麻子仁二升　芍药半斤　枳实半斤（炙）　大黄一斤（去皮）厚朴一尺（炙，去皮）　杏仁一升（去皮尖，熬，别作脂）

上六味，蜜和丸，如梧桐子大，饮服十丸，日三服，渐加，以知为度。

[**词解**] ①趺阳脉：足背动脉，足阳明胃经冲阳处。

[**按语**] 此乃辨脾约脉证的证治，法当润肠滋燥，缓通大便。

趺阳脉属足阳明胃经，诊之可候其胃气盛衰，浮则胃气强，涩主脾阴不足，为脾约。成无己云："约者，约结之约，又约束也……今胃强脾弱，约束津液，不得四布，但输膀胱，致小便数而大便硬，故曰其脾为约。"若脾之功能为燥热所约束，不能为胃行其津液，反使津液下趋致小便数。小便愈数，津愈亏，则肠中愈燥而大便愈结。治当以润肠泄热、行气通便为法。本方为小承气汤加麻仁、芍药、杏仁、蜂蜜而成。主以麻仁润肠通便，杏仁降肺气、润肠通便，芍药养营和血。三药一则益阴增液，以润肠通便，使腑气通、津液行；二则甘润，可减少小承气汤之攻伐之力，炼蜜为丸，取缓下之意。因主以质润多脂之麻仁，润肠通便，故名麻子仁丸，又名脾约麻仁丸、脾约丸，乃取其脾约证之意。

麻子仁丸与小承气汤同治大便秘结之证。但小承气汤是主治里热结实的阳明腑实证；而麻子仁丸方乃为津液不足兼有肠中燥热之证而设，治以滋液润燥、泄热通腑。

现代研究表明，麻子仁丸有抗菌缓泻作用，多用于习惯性便秘、老年性便秘，某些疾病如肺炎、支气管炎、血栓性浅静脉炎等所致之体弱性便秘。

[验案]

热秘案

高某，女，28 岁。素体阳虚，喜食膏粱厚味，大便秘结多年，每日须番泻叶饮导之。近一月来用之不效，延余诊治。告云：大便干结，小便短少，时腹痛不适，心下痞硬，口干、口臭，面红，舌红苔黄，脉弦数。

证属肠胃积热，耗伤津液，腑气不通，乃“其脾为约”使然，故予麻子仁丸易汤调之：麻子仁 20g，制白芍 15g，当归 10g，枳实 10g，生大黄 10g，厚朴 10g，杏仁 10g，郁李仁 10g，桃仁 10g。水煎服。

服 3 剂后便通腹爽，续服 5 剂，诸症悉除，予以上方减量续服 10 剂，服后欣然告云：每日大便正常，口干、口臭已愈，且体重减轻 6kg，以药尚可减肥，要求续服。处服用中成药“麻子仁丸”及减食膏粱厚味。(《柳少逸医案》)

蛔虫性肠梗阻案

陆某，男，6岁。1969年9月2日因阵发性腹痛3天，伴呕吐、腹胀，大便不通2天入院治疗。过去有排虫史，一年来未驱虫。体检：精神萎靡，腹痛表情，中度脱水，皮肤、巩膜、黏膜无黄染，心肺（－），腹稍胀，肠鸣音稍亢，无金属音，腹肌软，无压痛，脐下两侧有条索状物，略可移动，压痛不著。入院诊断：蛔虫性肠梗阻。

给予输液、灌肠等处理后，排虫2条，未排便，腹痛、腹胀等症状未减。第二天晨开始服加味麻仁汤（火麻仁9g，杏仁9g，白芍6g，厚朴4.5g，枳壳6g，大黄9g，乌梅9g，陈皮4.5g）。

服后2小时，腹痛明显减轻，下午6时排出虫团3个，约100多条，临床症状和体征随之消失。住院2天，治愈出院。［中草药通讯，1973，（4）：26］

附：导法

[原文] 阳明病，自汗出，若发汗，小便自利者，此为津液内竭，虽硬不可攻之，当须自欲大便，宜蜜煎导而通之，若土瓜根及大猪胆汁，皆可为导。(233)

[方药]

蜜煎方

食蜜①七合

上一味，于铜器内，微火煎，当须凝如饴状，扰之勿令焦著，欲可丸，并手捻作挺，令头锐，大如指，长二寸许。当热时急作，冷则硬，以内谷道②中，以手急抱，欲大便时乃去之。

土瓜根方（已失）

猪胆汁方

又大猪胆一枚，泻汁，和少许法醋③，以灌谷道内，如一食顷④，当大便出宿食恶物，甚效。

[词解]

①食蜜：即蜂蜜。

②谷道：即肛门。

③法醋：即食醋。

④一食顷：大约一顿饭的时间。

[按语] 蜂蜜甘平，归肺、脾、大肠经，具补中缓急、润肺止咳、滑肠通便之功。多用于老人、虚人及产后肠燥便秘者，可内服或做成栓子，纳入肛门。上述蜜煎导方的应用，乃仲景开药物外治法之先河。土瓜一名王瓜，《本草衍义》谓赤雹子，《植物名实图考》亦宗其说。土瓜气味苦寒无毒，其根作块状，富有汁液，滑能润燥。本方已失，家父吉忱公每遇老人或虚人或产后便秘者，取其方便，让病人用山药或红薯削成长条状纳入肛门中，亦可解便秘之苦。猪胆汁，苦寒，入肝、胆、心、肺、大肠诸经。苦能泻、能降、能坚，寒能胜热，滑能润燥，具清热解毒、降火坚阴、泻火通便之效。今作导方，取其寒能胜热、滑能润燥之功。上述三方，均属导法。阳明病，自汗出，再经发汗则津液大伤，加之小便自利，津液内竭，而致大便秘结干涩难下。此与阳明腑实证不同，不可攻下，需待患者自欲解大便时，用导法，此乃因势利导之法也。近代对于津液亏损、大便硬结，或年迈体弱、阴血素亏，或热病灼津之便秘而不堪用攻下剂者，皆可用上述导法。

[验案]

蜜煎方案

李某，女，52岁。大便秘结，3～4日大便一次，须番泻叶代茶饮方可。伴腹胀，心下痞硬，纳呆。查舌红白苔，诊得六脉细弱，尺脉沉涩。此乃肠腑津亏使然。久用泻药，伤胃损津，予以蜜煎方导之。间日用之，三月后欣然相告，病臻痊可。（《柳少逸医案》）

猪胆汁方案

陈某，始咯血，其色紫黑，经西医用止血针，血遂终止。翌日病者腹满，困顿日甚。延至半月，大便不行，始用蜜导不行，复用通便的西药，终不行。察其脉，病独在肠。乃令其家属寻猪苦胆，倾于盆中，用醋调之后灌肠。随即矢气频频，不逾时，而便出如石，色黯黑。此本为瘀血，下结大肠而为病也。复用此法一次，病乃告愈可。(《经方实验录》)

六、阳明热利证

白头翁汤（热利下重证）

[原文] 下利，欲饮水者，以有热故也，白头翁汤主之。（373）

热利，下重者，白头翁汤主之。（371）

[方药] 白头翁汤方

白头翁二两　黄柏三两　黄连三两　秦皮三两

上四味，以水七升，煮取二升，去滓。温服一升，不愈，更服一升。

[按语] 此乃阳明热利的证治，法当清热燥湿，凉血解毒。《伤寒来苏集》称："四味皆苦寒除湿胜热之品也。"《医方集解》称："此足阳明、少阴、厥阴药也。"伤寒邪热入里，因作利者，谓之热利，此乃阳明热邪与湿相搏壅滞肠道，热伤脉络故下利脓血、腹痛、里急后重。白头翁一味，《神农本草经》言其能逐血止腹痛；陶弘景谓其能止毒利；李东垣称仲景治热利下重，用白头翁汤，盖肾欲坚，急食苦以坚之。故主药为白头翁，并名之。方以白头翁，苦寒清热凉血解毒，芩、连清热燥湿，苦坚阴以厚肠，秦皮凉血止血，诸药合用，共成清热燥湿、凉血解毒之功。为治湿热痢有效方剂。

现代临床多用以治疗细菌性痢疾、原虫性痢疾、非特异性溃疡性结肠炎、急性坏死性肠炎、胃炎、阿米巴性肝脓肿、急性泌尿系感染、急性结膜炎、黄水疮等病而见湿热证者。

[验案]

痢疾案

倪某，女，31岁。三日前，急发腹痛，里急后重，肛门灼热，利下脓血，赤多白少，壮热口渴，渴欲饮水，头痛烦躁。经医院肠道门诊确诊为细菌性痢疾，服磺胺剂罔效，转中医科中药治疗。查舌红苔黄，脉滑数。

证属疫毒熏灼肠道，耗伤气血，即"热利下重者"之证，治宜清热解毒、凉血止利，故予以白头翁汤加味主之。处方：白头翁15g，黄柏10g，黄连10g，秦皮10g，地榆20g，紫参20g。水煎服。

服药1剂利止，热解。续服3剂，诸症若失。因虑其血虚利久伤阴，续以《金匮要略》白头翁加甘草阿胶汤服之，续用药5剂，以善其后。(《柳少逸医案》)

七、湿热发黄证

1. 湿热并重发黄证

茵陈蒿汤

[原文]阳明病，发热，汗出者，此为热越①，不能发黄也。但头汗出，身无汗，剂颈而还，小便不利，渴引水浆②者，此为瘀热③在里，身必发黄，茵陈蒿汤主之。(236)

伤寒七八日，身黄如橘子色，小便不利，腹微满者，茵陈蒿汤主之。(260)

阳明病，无汗，小便不利，心中懊侬者，身必发黄。(199)

阳明病，被火，额上微汗出，而小便不利者，必发黄。

（200）

[方药] 茵陈蒿汤方

茵陈蒿六两　栀子十四枚（擘）　大黄二两（去皮）

上三味，以水一斗二升，先煮茵陈，减六升，内二味，煮取三升，去滓。分三服。小便当利，尿如皂荚汁状，色正赤，一宿腹减，黄从小便去也。

[词解]

①热越：热邪向外发泄。

②水浆：泛指饮料。

③瘀热：邪热瘀滞在里。

[按语] 此乃阳明瘀热在里发黄的证治，法当清利湿热，利胆退黄。

236 条重在述湿热发黄的病因，是瘀热在里。260 条是述其症状，阳明湿热瘀结，胶结不解，致湿热交蒸于内，肝胆疏泄失司，而胆汁泛滥周身，故身、目、小便俱黄；湿热中阻则腹满；湿热郁蒸，三焦气化失司，而汗水不彻，小便不利。方以茵陈主黄疸而利水，栀子清三焦而除烦，大黄导热下行，合用则具清利湿热、利胆退黄之功。俾三焦通利，湿热得除，故阳黄可除。

莫枚士《经方例释》称此方为"栀子大黄汤去枳、豉，加茵陈蒿，故以名其方"。栀子大黄汤载于《金匮要略》，曰："酒黄疸，心中懊恼或热痛，栀子大黄汤主之。"二方相类似，但临床应用则不类同。栀子大黄汤功于和胃除烦，以"心中懊恼"为主症，病位在心下（胃）；而茵陈蒿汤功在利湿通便，主症为"腹痛"，病位在腹部（肠）。

现代研究表明，茵陈蒿汤具有利胆、护肝、降酶、降脂、解热、利尿、止血、泻下、降低血浆胆红素等作用。常用于治疗急性黄疸型传染性肝炎、肝昏迷、肝硬化、胆结石、胆结石术后、胆道感染、钩端螺旋体病（黄疸型）、妇女带下等而见湿热郁结证者。

[验案]

重症肝炎案

刘某，男，41岁。就诊前感心下痞满，食欲不振，尿黄，急来医院就诊，查肝功：黄疸指数12单位，谷丙转氨酶200单位，诊断为急性黄疸型肝炎，收传染科住院治疗。经用保肝和支持疗法治疗半月，病情未见明显好转，继而出现腹水、昏迷，经各种急救处理和输血，仍未见效。病情危重，黄疸指数已至80单位，凡登白双相反应阳性，以亚急性重型肝炎、肝昏迷而请中医会诊。查体温不高，心率快，呼吸急，神志不清，巩膜深度黄染，舌苔黄腻中心黑，脉弦数。

证属肝胆蕴热，湿热郁蒸阳明，内陷心包，上蒙清窍，属中医阳黄、急黄之候。治宜清热解毒利胆，师茵陈蒿汤、栀子柏皮汤意化裁：茵陈30g，栀子15g，大黄10g，黄柏10g，柴胡20g，黄芩10g，炙甘草6g，大枣4枚。水煎服。

服药1剂，当天连续排大便3次，色黑如糊，小便亦通利，腹软，神志略清。续服3剂，已省人事，黄疸减轻，能进食，口干索水。续服5剂，黄疸减退明显，腹水亦基本消退，神志清。予以上方加垂盆草15g，虎杖15g，郁金10g，茯苓15g，续服5剂，诸症若失。住院月余，以病愈出院。（《柳吉忱医疗经验集》）

急性黄疸型传染性肝炎案

曹某，男，31岁，工人。患者于6天前突然上腹部胀闷不舒，饮食减少，发热38℃以上。曾在本单位医务室诊治，因服西药即泛泛欲吐，故来院门诊。发现巩膜及皮肤呈黄色，小便颜色似浓茶，脘闷泛呕，头胀不思饮食，大便3日未解，嘱住院治疗。

体检：发育正常，营养中等，巩膜黄染，心肺正常，腹部柔软，肝肋下3横指。舌苔腻且黄。

化验检查：黄疸指数75单位，凡登白试验直接阳性，尿胆红素阳性，尿胆原阳性。

中医诊断：阳黄。西医诊断：传染性肝炎（黄疸型）。

治疗经过：以证属热重于湿的阳黄，采用茵陈蒿汤合栀子柏皮汤加味。服1剂后，大便得通。如法加减，治疗一星期后，遍身黄染大减，脘闷泛恶亦舒，黄疸指数减为10单位。照原方去大黄，加重淡渗药品。继续服药10天后，身黄目黄退净，肝肿消退为1横指。改进党参、白术、当归、白芍调理痊愈。〔上海中医药杂志，1959，（9）：20〕

2. 热重于湿发黄证

栀子柏皮汤

[原文]　伤寒身黄、发热者，栀子柏皮汤主之。（261）

[方药]　栀子柏皮汤方

肥栀子十五个（擘）　甘草一两（炙）　黄柏二两

上三味，以水四升，煮取一升半，去滓，分温再服。

[按语]　此乃身黄发热的证治，法当清热利湿以退黄。

此亦属湿热熏蒸所致之阳黄证，但其证为热重于湿，故湿证较茵陈蒿汤证轻。舒驰远《伤寒集注·阳明篇》曰："栀子苦寒，能使瘀壅之湿热屈曲下行，从小便而出，故以为君；黄柏辛苦入肾，益肾以滋化源，除湿热为臣；甘草和中，为清解湿热之佐使。"今验诸临床，方以栀子清泻三焦之火从小便而出；黄柏性寒清热，味苦可燥湿；炙甘草甘缓和中，并能缓栀、柏苦寒之性，使之不损伤中阳而具退黄之能。诸药合用，共奏清热燥湿退黄之功。

现代研究表明，栀子柏皮汤具有消炎、抗菌、解热、利胆作用。常用于传染性肝炎、钩端螺旋体病发黄、胆囊炎、尿路感染、急性结膜炎等病而见热多于湿之湿热证者。

[验案]

黄疸型传染性肝炎（阳黄）案

盛某，男，28岁。初起发热恶寒，体温38.2℃，浑身骨节酸痛，汗出不畅。诊为感冒而投发散之剂，发热缠绵周余不退，继则出现胸脘痞满，不思饮食，食入腹胀，身面渐黄，尿色如浓茶样。经肝功能检查，黄疸指数20单位，谷丙转氨酶600单位，诊断为急性黄疸型肝炎。舌苔黄腻，脉滑数。

中医辨证为湿热黄疸，属阳黄之证。方予栀子柏皮汤合茵陈五苓散加减：茵陈18g，栀子12g，黄柏9g，泽泻9g，猪苓、茯苓各12g，生麦芽15g，甘草4.5g。

上方随症出入服十余剂后，黄疸消退，肝功能恢复正常。后以原法更小其剂，并配入运脾和胃之品，调理月余，身体康复。（《伤寒方用荟萃》）

3. 湿热兼表发黄证

麻黄连轺赤小豆汤

[原文] 伤寒瘀热在里，身必黄，麻黄连轺赤小豆汤主之。（262）

[方药] 麻黄连轺赤小豆汤方

麻黄二两（去节）　连轺二两　杏仁四十个（去皮尖）　赤小豆一升　大枣十二枚（擘）　生梓白皮一升（切）　生姜二两（切）　甘草二两（炙）

上八味，以潦水一斗，先煮麻黄再沸，去上沫，内诸药，煮取三升，分温三服，半日服尽。

[按语] 此乃阳黄兼表的证治，法当内清里热，外解表邪。

此乃表不解，热不外泄，其人素有湿热内蕴，内外相合，湿热不得宣泄，郁蒸肝胆而发黄，此即为内有里热外有表邪证而设方。钱潢在《伤寒溯源集》中称此方为麻黄汤之变方。

"麻黄汤,麻黄、桂枝、杏仁、甘草也,皆开鬼门而泄汗,汗泄则肌肉腠理之郁热湿邪皆去。减桂枝而不用者,恐助瘀热也。"方中麻黄、杏仁、生姜宣散外邪;连轺、赤小豆、生梓白皮清泻在内湿热;甘草、大枣调护胃气。诸药合用,以奏外解表邪、内清里热、表里双解以达退黄之功。此为表里双解之剂也。连轺,乃连翘根也,今人习以其果壳连翘代之;梓白皮,今人多以桑白皮代之。

现代研究表明,麻黄连轺赤小豆汤具有发汗解热、平喘、止咳、利尿、解毒作用。常用于治疗急性黄疸型肝炎、急性肾小球肾炎、急性气管炎、支气管哮喘、胆囊炎、荨麻疹等而见外有表证、内有里热证者。

《实用经方集成》认为:茵陈蒿汤与栀子柏皮汤、麻黄连轺赤小豆汤均属湿热发黄之证。茵陈蒿汤证则属湿热内壅,肝胆疏泄失职,郁蒸而发黄,其证偏于阳明里实;栀子柏皮汤证属湿热内蕴,不得宣泄于外而发黄,其证则热重于湿,属外无表证内无里实之证;麻黄连轺赤小豆汤为伤寒表邪未解,汗不得出,瘀热在里与湿相合,湿热郁蒸而发黄,湿热内蕴又兼外感表证为其特征。

[验案]

黄疸案

周某,男,68岁。1971年10月7日。发热五天,恶寒未解,小便黄赤,大便秘结,脘腹痞满,胁肋疼痛,口干不欲食。昨日发现面目俱黄,神疲乏力,纳谷不馨。舌红白腻苔兼黄,脉浮数而弦。肝功能检查结果:复方碘试验(+),锌浊度13单位,黄疸指数20单位,谷丙转氨酶215单位。

证属外感时邪,湿热郁蒸。治宜疏散表邪,清利湿热。师麻黄连翘赤小豆汤意化裁。处方:麻黄4.5g,杏仁6g,连翘10g,桑白皮15g,赤小豆18g,茵陈15g,黄柏10g,牡丹皮6g,佩兰

6g，大枣 4 枚，生姜 3 片。水煎服。

迭进 5 剂，发热恶寒悉除，示外邪已解，但里热未清，予以上方去麻黄、杏仁，加大青叶 15g、败酱草 15g、大黄 6g，水煎服。续进 10 剂，黄疸消退，胁痛自瘳，纳谷渐馨，舌红白苔，脉弦，予以香砂六君子汤合五苓散善后。两周后血检，肝功能恢复正常。（柳少逸《杏苑耕耘录》）

玫瑰糠疹案

于某，男，28 岁，干部。一周前于胸部出现一片圆形玫瑰色红斑，上有细薄屑，直径约 1.5cm，轻度发痒。近两天躯干及四肢近端出现大小不一的椭圆形红色斑片，上有皱纹，边缘有一圈糠状细鳞屑。舌红苔黄，脉浮。

证属风热血燥，腠理闭塞。治宜散风清热，凉血润燥。处方：麻黄 6g，杏仁 6g，连翘 12g，桑白皮 30g，赤小豆 30g，蝉衣 10g，牡丹皮 10g，赤芍 10g，白蒺藜 2g，金银花 18g，防风 6g，荆芥 6g，甘草 6g，生姜三片，大枣 4 枚。水煎服。

迭进 4 剂，斑片颜色变淡，且鳞屑渐退，痒自止，仍宗原方继服。续进 8 剂，诸症悉除。（柳少逸《杏苑耕耘录》）

水肿案

于某，女，16 岁。1974 年 4 月 27 日。患者曾于 1973 年 8 月 3 日在内科诊为慢性肾炎，于 1974 年 1 月 19 日入院内科治疗，好转后于 3 月 4 日出院。近来患者感身热头痛，面目及四肢浮肿，恶风寒，尿常规化验：蛋白（＋＋＋），管型颗粒（＋），内科诊为慢性肾炎急性发作，转中医科治疗。查舌红无苔，按诊：下肢按之陷而不起。切诊：脉象浮数。

证属脾虚失运，风邪犯肺。治宜宣肺解表，健脾利湿。处方：麻黄 6g，连翘 12g，赤小豆 30g，桑皮 15g，杏仁 10g，大枣 3 枚，甘草 6g，石韦 10g，益母草 12g，山药 15g，云苓 12g，鲜茅根 30g，生姜 3 片。水煎服。

服药 4 剂，诸症若失，尿化验正常。续服 3 剂，并嘱金匮肾气丸以善其后。(柳少逸《杏苑耕耘录》)

阳明病小结

阳明病是外感疾病过程中，阳亢邪热炽盛的初期阶段。其证候性质属里热实证。阳明病可由他经转来，亦可由本经自病而发。阳明病主要分为经证和腑证两大类。邪传入里，虽邪热炽盛，而肠中并无燥屎阻结的称经证，又称热证。邪热内传，与肠中糟粕搏结而成燥屎的称腑证，又称实证。因脾约或津液内竭，肠道失润而便硬者及湿热熏蒸发黄者亦列入阳明病。

太阳病经汗、吐、下后，正气亏虚，邪气亦衰，未尽之邪方入里尚未集结，而有热扰胸膈证及其兼证，心烦不得眠、胸中窒、心下结痛者，主以栀子豉汤；兼短气者，主以栀子甘草豉汤，兼呕者主以栀子生姜豉汤；而热扰胸膈兼腹满证者，则主以栀子厚朴汤；兼中寒下利证者，则主以栀子干姜汤；兼心下痞塞者，主以枳实栀子豉汤。

阳明经证，则有因邪入阳明，燥热亢盛，充斥于外而见大热、大渴、大汗、脉洪大症，主以白虎汤治之；若胃热伤津，大渴不解、口舌干燥者，主以白虎加人参汤；若胃热津伤气逆，虚羸少气者，则主以竹叶石膏汤。

阳明腑证，则因外邪入里化热，津液受伤，燥结成实，有以燥实为主的调胃承气汤证，有以痞满实证为主的小承气汤证，有以痞、满、燥、实俱存的大承气汤证。若脾不能为胃行津液而致大便秘者称之为脾约证，有麻子仁丸主之。若阳明病津液内竭，大便秘结难下，则有导法三方。

若阳明热邪与湿相搏壅滞肠道，而致热痢者，主以白头翁汤。

　　若湿热交蒸于内，肝胆疏泄失司必致黄疸。湿热并重发黄者主以茵陈蒿汤；热重于湿发黄者，主以栀子柏皮汤；而湿热兼表证发黄者，主以麻黄连轺赤小豆汤。

第三章 少阳病证治

一、提纲

[原文] 少阳之为病，口苦，咽干，目眩也。(263)

[按语] 少阳为枢，包括手少阳三焦，足少阳胆，并与手厥阴心包、足厥阴肝互为表里。口目有开合之机，耳鼻无张闭之能，故口目乃枢机之窍。若邪犯少阳，胆火上炎，枢机不利，则见口苦、咽干、目眩诸症。充分说明了少阳病病机之一是"火气为病"。口苦、咽干、目眩均是胆热为患，为少阳病之本质，故而此条列为少阳病之提纲。

二、少阳病本证

小柴胡汤证（邪犯少阳枢机不利证）

[原文] 血弱气尽，腠理开，邪气因入，与正气相搏，结于胁下。正邪分争，往来寒热①，休作有时，嘿嘿②不欲饮食，脏腑相连，其痛必下，邪高痛下③，故使呕也。小柴胡汤主之。(97)

[词解]

①往来寒热：恶寒发热交作。

②嘿嘿：表情沉默，不欲言语。

③邪高痛下：胆经受邪曰"邪高"，腹痛在胆下，曰痛下。

[按语] 此条当视为小柴胡汤的立方原理，由此可见小柴胡汤证的病理是"血弱气尽，邪气因入"。枢机不利，正邪分争于半表半里，而致此证。正如《内经》所云："邪之所凑，其气必虚。"

　　[**原文**] 伤寒五六日，中风，往来寒热，胸胁苦满，嘿嘿不欲饮食，心烦喜呕，或胸中烦而不呕，或渴，或腹中痛，或胁下痞硬，或心下悸，小便不利，或不渴，身有微热，或咳者，小柴胡汤主之。(96)

　　[**按语**] 该条与263条所述，为小柴胡汤的主症。根据"邪气因入，与正气相搏，结于胁下"，可知小柴胡汤证的主要病变在胁下，因少阳在足为胆，在手为三焦，胆居胁下，三焦分属胸腹，故病变在胁下。其症分三端。

　　①胸胁证："胸胁苦满""胁下痞硬""邪高痛下"。

　　②特殊热型证："往来寒热，休作有时"。

　　③胃肠证："心烦喜呕""嘿嘿不欲饮食""腹中痛"。

　　因邪入少阳，枢机不利，正邪分争于半表半里，故见"往来寒热"，称之为少阳特殊热型证；少阳经脉布胸胁，邪犯少阳，经气不利，故胸胁苦满，称之为胸胁证；少阳枢机不利，中焦脾胃升降失司，故神情嘿嘿，心烦喜呕，纳食不馨，称之为胃肠证。

　　[**原文**] 伤寒中风，有柴胡证，但见一证便是，不必悉具。(101)

　　[**按语**] 此条为小柴胡汤的使用原则，就是说，临证不需三个柴胡证候全部出现，才为"柴胡证"，而只需出现一两个主要证候即为"柴胡证"。或者少阳证伴有兼夹的证候，但主症和病机属于少阳的范围，即可从少阳辨证，此即为涉猎很广的小柴胡汤及其变方应用的理论根据。临证借其枢转少阳枢机之功而愈其病，故王旭高称"小柴胡汤，少阳枢机之剂也"，并有"少阳百病此为宗"之说。

　　[**原文**] 伤寒四五日，身热恶风，颈项强，胁下满，手足温而渴者，小柴胡汤主之。(99)

　　[**按语**] 此条系太阳病邪入少阳，而表证未罢，出现上证。

虽说不是典型的少阳病证候，但病偏重在少阳，因"胁下满"是少阳病主症之一，虽"身热恶风""颈项强"乃太阳之邪未尽，但权衡缓急轻重，仍取和解少阳，故用小柴胡汤治疗。

[**原文**] 伤寒，阳脉涩，阴脉弦，法当腹中急痛，先与小建中汤；不差者，小柴胡汤主之。（100）

[**按语**] "腹中急痛""阴脉弦"提示为少阳兼里虚证。此仲景先补后解之法也。

[**原文**] 妇人中风，七八日续得寒热，发作有时，经水适断者，此为热入血室，其血必结，故使如疟状，发作有时，小柴胡汤主之。（144）

[**按语**] 得病之初，月经已来，发病之后，邪热内陷，月经适断，故此乃热入血室、寒热如疟的治法。"续得寒热，发作有时"属一个小柴胡症。热入血室，即邪热内陷胞宫。

[**原文**] 妇人中风，发热恶寒，经水适来，得之七八日，热除而脉迟，身凉，胸胁下满，如结胸状，谵语者，此为热入血室也，当刺期门，随其实而取之。（143）

[**按语**] 此乃热入血室的证候及治法。"胸胁下满，如结胸状"，亦属具一个柴胡症。

[**原文**] 阳明病，发潮热，大便溏，小便自可，胸胁满不去者，与小柴胡汤。（229）

[**按语**] 此为阳明病柴胡证之"胸胁满不去者"的治法。

[**原文**] 阳明病，胁下硬满，不大便而呕，舌上白胎者，可与小柴胡汤。上焦得通，津液得下，胃气因和，身濈然汗出而解。（230）

[**按语**] 此条为阳明少阳同病，少阳病未罢，故仍主以和解法。"胁下硬满""而呕"为两个柴胡症。

[**原文**] 本太阳病不解，转入少阳者，胁下硬满，干呕不能食，往来寒热，尚未吐下，脉沉紧者，与小柴胡汤。（266）

［按语］此为太阳病转少阳病的治法。"胁下硬满""干呕不能食""往来寒热"，三个柴胡症俱备。

［原文］伤寒五六日，头汗出，微恶寒，手足冷，心下满，口不欲食，大便硬，脉细者，此为阳微结，必有表，复有里也。脉沉，亦在里也。汗出，为阳微。假令纯阴结，不得复有外证，悉入在里，此为半在里半在外也。脉虽沉紧，不得为少阴病，所以然者，阴不得有汗，今头汗出，故知非少阴也，可与小柴胡汤。设不了了者，得屎而解。（148）

［按语］本条着重辨明少阳阳微结与少阴纯阴结之脉证，以及阳微结的治法。阳微结之证半在里半在表，亦由少阳枢机不利所致，故当与小柴胡汤。

［方药］小柴胡汤方

柴胡半斤　黄芩三两　人参三两　半夏半升（洗）　甘草（炙）　生姜（切）各三两　大枣十二枚（擘）

上七味，以水一斗二升，煮取六升，去滓，再煎取三升。温服一升，日三服。若胸中烦而不呕者，去半夏、人参，加栝楼实一枚。若渴，去半夏，加人参合前成四两半，栝楼根四两。若腹中痛者，去黄芩，加芍药三两。若胁下痞硬，去大枣，加牡蛎四两。若心下悸、小便不利者，去黄芩，加茯苓四两。若不渴、身有微热者，去人参，加桂枝三两，温覆微汗愈。若咳者，去人参、大枣、生姜，加五味子半升，干姜二两。

［按语］成无己在《伤寒明理论》中云："伤寒邪气在表者，必渍形以汗；邪气在里者，必荡涤以为利；其于不外不内，半表半里，既非发汗之所宜，又非吐下之所对，是当和解则可矣。"《内经》云："热淫于内，以苦发之。"邪在半表半里，则迎而夺之，必先散热，是以苦寒为主，故以柴胡为君，黄芩为臣，以成彻然发表之剂；人参味甘温，甘草味甘平，邪气传里，则里气不治，甘以缓之，故用人参、甘草为佐，以扶正气而复之；半夏味

辛微温，邪初入里，则里气逆，辛以散之，故用半夏为佐，以顺逆气而散邪也，是以三味佐柴胡以和里。《内经》又云"辛甘发散为阳"，故以辛温之生姜、甘温之大枣为使，辅柴胡以和表。故而成无己称小柴胡汤为"七物相和，两解之剂当矣"。小柴胡汤药仅七味，但药简而力宏，配伍则刚柔相济，寓意尤深，足见仲景洞悉药理，谙达药性，其于辨证论治、选药组方，法度严谨，功效直截，尤为我们立法组方之规矩准绳。

方由三组药物组成。

①苦味药：柴胡透达少阳之表邪，黄芩清泻少阳之里热。合用以解寒热往来、胸胁苦满、口苦咽干之证，并协辛味药除心烦喜呕等胃肠之候。

②辛味药：半夏、生姜二药具有和胃降逆之效，而主治心烦喜呕之症，并协助苦味药解寒热往来与胸胁证。

③甘味药：参、枣、甘草有生津和脾胃之功，其效有三。其一，协和苦、辛诸药解除各症；其二，补养中气、扶正固本；其三，调和药性，甘补之性以调苦寒克伐之偏，甘润之体以制辛燥耗液之弊。

王旭高认为：小柴胡汤独治阳枢，故曰"小"；大柴胡汤阴阳二枢并治，故曰"大"。比较而言，以其禁发汗、禁利小便、禁利大便，而《医学入门》称其为"三禁汤"。《伤寒论方解》因其禁发汗、禁泻下、禁催吐，亦称其为"三禁汤"。去渣再煎，取其清能入胆之义，且使其药性合而为一，藉胃气敷布表里。

小柴胡汤被柯琴喻为"少阳枢机之剂，和解表里之总方"，而尤在泾则认为"小柴胡一方和解表里，少阳正治之法"。小柴胡汤证，《伤寒论》凡十六条，《金匮要略》中有两条，《伤寒杂病论》中有小柴胡汤变方七首。后世医家每师其意，加减化裁，衍化出不少方剂，约百余首，实不愧于少阳第一方，故王旭高誉以"少阳百病此为宗"。笔者宗于此，研究小柴胡汤有年，就其理法方药、临床应用及其变方，而有《少阳之宗》（济南出版社，1993）付梓。

据现代研究表明，小柴胡汤有显著的解热、抗炎、抗癫痫、抑制病毒及细菌的作用，同时具有镇咳、祛痰、抗溃疡、保肝、利胆、镇痛、镇静、抗癌及抑制变态反应等作用。临床广泛应用于伤风、流感、麻疹、支气管炎、肺炎、胸膜炎、脓胸、肠伤寒、各种黄疸、急慢性肝炎、胆囊炎、疟疾、肾盂肾炎、肾小球肾炎、肋间神经痛、腮腺炎、中耳炎、扁桃体炎、淋巴结结核、妇女生殖器疾病、产褥热、急性附件炎、乳腺炎、男子睾丸炎、附睾炎、产后感染、败血症、胃炎、胃溃疡、腹泻、肿瘤、癫痫、风湿病而见少阳病及小柴胡汤证者。

此方为古医书《汤液经法》中之大阴旦汤，"治凡病头目眩晕，咽中干，每喜干呕，食不下，心中烦满，胸胁支痛，往来寒热者方"。

[验案]

肝癌案

闫某，男，42岁，农民。1990年3月初诊。腹胀、乏力、下肢浮肿1月余。患者1月来感腹胀剧烈，不能纳食，稍进饮食则胀甚，并感乏力，不能户外活动，下肢浮肿，按之凹陷不起，且常鼻衄、齿衄，大便稀溏，小便黄赤。检查：面部及颈、胸部有多个蜘蛛痣，肝病容及肝掌。舌红绛无苔，唇红绛，脉弦细数。肝功：锌浊度20单位，碘试验（＋＋＋），黄疸指数16单位，碱性磷酸酶18单位，HBsAg 1：516。B超检查示：①肝硬化（肝大，回声不均质，门静脉宽1.8cm，脾厚6.4cm）；②继发性肝癌（肝右叶可见一3.4cm×4.6cm之光团）。

证属肝胆气郁，日久化热，暗耗肝阴，正虚邪瘀。治当枢转气机，散瘀扶正。处方：柴胡15g，黄芩12g，半夏10g，太子参15g，龟板15g，鳖甲15g，三七10g，白花蛇舌草30g，半枝莲

30g，水蛭 10g，黄芪 15g，甘草 10g，生姜 5g，大枣 5 枚。水
煎服。

服上方 10 剂后，腹胀减轻，鼻衄、齿衄好转，可进少量饮
食。服药 20 剂后，做 B 超检查：肝右叶包块消失，门静脉及脾
恢复正常。但病人仍感腹胀、便溏、纳差，上方加砂仁 12g、云
苓 15g、白术 15g，去水蛭 10g，再服 20 剂病情基本稳定，惟有时
仍感腹部胀闷，便时稀。查肝功：锌浊度 15 单位，碘试验
（＋），HBsAg 仍 1∶516，其余正常。B 超检查示：肝大，光点粗，
回声仍有不均质。病人感觉良好，可参加一般农业劳动。以鳖甲
煎丸善后，并嘱长期服用。（柳少逸《少阳之宗》）

三、少阳病兼证

1. 兼太阳病

柴胡桂枝汤（少阳病兼表证）

［原文］伤寒六七日，发热，微恶寒，支节烦疼，微呕，心
下支结①，外证未去者，柴胡桂枝汤主之。（146）

［方药］柴胡桂枝汤方

桂枝一两半（去皮）　黄芩一两半　人参一两半　甘草一两
（炙）　半夏二合半（洗）　芍药一两半　大枣六枚（擘）　生姜
一两半（切）　柴胡四两

上九味，以水七升，煮取三升，去滓。温服一升。

［词解］①心下支结：心下脘部有物支撑结聚之感。

［按语］此为少阳病兼表的证治。法当和解少阳，兼以表散。
发热、微恶寒、支节烦疼是太阳桂枝证；微呕、心下支结是少阳
柴胡证。故本方为小柴胡汤与桂枝汤之合方，以成发散表邪、和
解少阳之功。对此，王晋三在《绛雪园古方选注》中有精辟的论
述："桂枝汤重于解肌，柴胡汤重于和里，仲景用此二方最多，

可为表里之权衡，随机应用，无往不宜。即如支节烦疼，太阳之邪虽轻未尽，呕而支结，少阳病机已甚，仍以柴胡冠以桂枝之上，即可开少阳微结，不可另用开结之法；佐以桂枝，即可以解太阳未尽之邪；仍用人参、白芍、甘草，以奠安营气，即为轻剂开结法。"

临床上柴胡用量是关键，若为邪盛高热之急性及亚急性胆囊炎、胰腺炎、阑尾炎等，量可加大至一两六钱（48g），名曰"大柴桂"；邪热略高，则用八钱（24g），笔者名之曰"中柴桂"；发热不甚者，用四钱（12g），名曰"小柴桂"。此乃柳氏家传之秘。

柴胡桂枝汤由小柴胡汤合桂枝汤而成，现代研究发现，其具解热抗炎、抑制病毒细菌、解痉、镇痛、镇静、镇咳、利胆、保肝作用，同时具有抗过敏、抗溃疡、抗肝损伤诸作用，广泛应用于小柴胡汤和桂枝汤主治之疾病。其疗效不是两方作用的叠加，合用后加强了原来各自的疗效，尤其是抗癫痫、抗溃疡、抗炎、保肝作用更加显著。

[验案]

癫痫案

唐某，男，21岁。1989年12月5日就诊。有癫痫病史10余年，近1年来病情加重，每日发作4～5次。症见头晕目眩，胸胁满闷，默默不欲饮食，抽搐后感四肢肌肉酸痛不适，脉弦细数，苔黄。

予以柴胡桂枝汤加味治之：柴胡12g，黄芩12g，党参12g，半夏6g，桂枝12g，白芍12g，磁石13g，龟板10g，竹茹12g，生姜3片，大枣5枚。水煎服，每日1剂。

3日后诸症有减，每日发作2～3次，但有时感四肢脊背发紧欲作抽搐。上方加葛根30g，迭进10剂，病情基本稳定，未再出现大发作，仅短暂头晕，双目睛向上稍斜，瞬间即逝。又守方加天竺黄、茯神、胆星继服10剂，病臻愈可。（柳少逸《少阳之宗》）

2. 兼阳明腑实证

（1）大柴胡汤（少阳病兼里实证）

[原文] 太阳病，过经十余日，反二三下之，后四五日，柴胡证仍在者，先与小柴胡汤；呕不止，心下急①，郁郁微烦者，为未解也，与大柴胡汤下之则愈。（103）

伤寒发热，汗出不解，心中痞硬，呕吐而下利者，大柴胡汤主之。（165）

[方药] 大柴胡汤方

柴胡半斤　黄芩三两　芍药三两　半夏半升（洗）　生姜五两（切）　枳实四枚（炙）　大枣十二枚（擘）

上七味，以水一斗二升，煮取六升，去滓，再煎。温服一升，日三服。一方，加大黄二两，若不加，恐不为大柴胡汤。

[词解] ①心下急：心下胃脘部有拘急疼痛之感。

[按语] 此乃少阳病兼里实的证治。太阳病传入少阳，而太阳表证已罢，谓之"过经"。若"柴胡证仍在者"，病入少阳，法当和解，不得妄用攻下。若"呕不止，心下急，郁郁微烦者，为未解也"，故与大柴胡汤。虚者补之，实者泻之，此言为医家所共知。方有峻、缓、轻、重之剂。凡大满大实，兼有燥屎，非峻剂不能泻，大小承气汤之峻，所以泻坚满也。若非大坚满，邪热甚者，非承气汤类可投也。成无己称"大柴胡汤为下剂之缓也"。故而大柴胡汤主治少阳兼里气壅实证，临床当与小柴胡汤、柴胡加芒硝汤、大承气汤相区别。对其方义，《金镜内台方议》有如下精析："柴胡性凉，能解表攻里，折热降火，用之为君；黄芩能荡热凉心，用之为臣；枳实、芍药二者合用，而能除坚破积，助大黄之功，而下内热，而去坚者；生姜、半夏辛以散之；大枣之甘，缓中扶土，五者共为其佐；独用大黄为使，其能斩关夺门，破坚除热，宣行号令，而引众药共攻下者也。"后世医家多

有发挥，《直指方附遗》云："治疟热多寒少，目痛多汗，脉大，以此汤微利为度。"《类聚方广义》记载："治麻疹，胸胁苦满，心下硬塞，呕吐，腹满痛，脉沉者；治狂证，胸胁苦满，心下痞硬，腹拘挛，膻中动甚者，加铁粉有奇效。"

大柴胡汤，就其少阳病兼里实病机而论，乃为少阳病兼阳明腑实证而设之方，其方当是小柴胡汤合小承气汤、四逆散加减而成，具和解少阳、通下里实之效。小柴胡汤和解少阳以转阳枢，四逆散调和肝脾以转阴枢。因里实已见，去小柴胡汤之参、草之甘缓，以免缓中留邪。而加大黄、枳实乃小承气汤之意，攻泻热结。至于命名，以"小柴胡少阳枢机之剂也"，"四逆散少阴枢机之剂也"，小柴胡汤独治阳枢，故曰"小"，此阴阳二枢并治，故曰"大"。

现代研究表明，大柴胡汤具有抑制腹部皮下结缔组织增生、利胆、排石、保肝、抗炎、解痉、通下、镇静、镇痛、镇吐作用，从而广验于临床，用以治疗胆系急性感染、胆结石、急性胰腺炎、胃炎、慢性肝炎、高血压及脑血管意外、鼻窦炎、湿疹、月经病等，尚可治疗肠伤寒、流行性感冒、猩红热、丹毒、疟疾、肺炎等病而具大柴胡汤证者。

[验案]

肠粘连案

辛某，23岁，肠套叠手术后5年。5年中常感腹痛、腹胀，痛剧时，感腰骶部抽掣痛，冷汗出，便稀。西医诊为"肠粘连"，治疗不效，发作愈频，求中医治疗。舌质暗淡，苔白黄腻，脉弦紧。

予大柴胡汤加味：柴胡18g，黄芩12g，半夏12g，枳实15g，白芍30g，川楝子12g，延胡索12g，五灵脂10g，生蒲黄10g，桂枝15g，白花蛇舌草30g。水煎服。

上方15剂后，疼痛减，发作次数减少。稍作加减，守方60剂后，病基本痊愈。（柳少逸《少阳之宗》）

（2）柴胡加芒硝汤（少阳病兼里实轻证）

[**原文**] 伤寒十三日不解，胸胁满而呕，日晡所发潮热，已而微利。此本柴胡证，下之以不得利，今反利之，知医以丸药下之，此非其治也。潮热者，实也。先宜服小柴胡汤以解外，后以柴胡加芒硝汤主之。（104）

[**方药**] 柴胡加芒硝汤方

柴胡二两十六铢　黄芩一两　人参一两　甘草一两（炙）生姜一两（切）　半夏二十铢（本云五枚，洗）　大枣四枚（擘）芒硝二两

上八味，以水四升，煮取二升，去滓，内芒硝，更煮微沸。分温再服。不解更作。

[**按语**] 此乃少阳兼里实误下后的证治。法当和解少阳，兼以泄热去实。

柴胡加芒硝汤为和解少阳、泻下里实双解之轻剂，方由小柴胡加芒硝而成。方以小柴胡汤和解少阳，以除胸胁证、胃证。"日晡所发潮热""已而微利""反利"，为少阳兼阳明里实之证，故加芒硝泄热去实，软坚通便。较之大柴胡汤，不取大黄、枳实之荡涤破滞，而用参、草益气和中，且药量较轻，为和解少阳兼通下实热之轻剂。《医方集解》称："此少阳、阳明药也。表证误下，邪热乘虚入胃，以致下利而满呕、潮热之证犹在，故仍与柴胡汤以解少阳，加芒硝以荡胃热，亦与大柴胡汤两解同意。"《绛雪园古方选注》认为："加芒硝以涤胃热，仍从少阳之枢外出，使其中外荡涤无遗，乃为合法。"其于临证，历代医家多有论述。《方极》用于"小柴胡汤证，腹见积块而苦满难结者"；《类聚方》用于"小柴胡汤证而有坚块者"；《医方圣格》用于"胸胁满而呕，潮热，谵语不得眠，舌苔稍黄"者。

柴胡加芒硝汤的现代药理表明，该方有抗炎、抑菌、抗过敏的作用。故对一切细菌、病毒及其他致病性微生物引起的发热性

疾病兼有便秘者亦可应用。

[验案]

急性阑尾炎（肠痈）案

徐某，女，48岁，农民。胃脘部胀闷5天，右下腹剧痛2天。5天前，患者自感情绪激动后出现胃脘部胀闷不适，纳差、恶心，当时未在意。2天前，渐感右下腹部阵发性剧痛，全腹胀闷，大便4天未解，且伴高热（39.6℃）寒战，检查麦氏点出现明显压痛、反跳痛，局部腹肌稍紧张。查血：白细胞 $12 \times 10^9/L$，中性粒细胞0.82，脉滑数，舌红，苔黄腻。

予柴胡加芒硝汤加味：柴胡30g，黄芩15g，半夏10g，党参15g，芒硝10g，大血藤30g，败酱草30g。

上方5剂，水煎服，每日1剂，服后诸症大减，但局部仍拒按。上方加炮山甲6g（研细冲服），再进5剂，诸症悉除。（柳少逸《少阳之宗》）

3. 兼阳明下利证

（1）黄芩汤（少阳邪迫阳明下利证）

（2）黄芩加半夏生姜汤（少阳邪迫阳明呕吐证）

[原文]　太阳与少阳合病，自下利者，与黄芩汤；若呕者，黄芩加半夏生姜汤主之。（172）

[方药]

黄芩汤方

黄芩三两　芍药二两　甘草二两（炙）　大枣十二枚（擘）

上四味，以水一斗，煮取三升，去滓。温服一升，日再夜一服。

黄芩加半夏生姜汤方

黄芩三两　芍药二两　甘草二两（炙）　大枣十二枚（擘）半夏半升（洗）　生姜一两半（一方三两，切）

上六味，以水一斗，煮取三升，去滓。温服一升，日再夜一服。

[**按语**] 此乃少阳之邪内迫阳明下利成呕的证治，法当清热止利。

"太阳与少阳合病"冠首，当以少阳受邪为主，但主症下利，当为少阳之邪内迫阳明入里之理已明，表证不明显，而黄芩汤又无表药，故列于少阳兼阳明证下。方以黄芩清热止利，芍药敛阴和营止痛，伍甘草、大枣酸甘化阴而增和中缓急止痛之功。诸药合用，共具清热止利、和中止痛之效。若胃气上逆兼呕者，加生姜、半夏，名曰黄芩加半夏生姜汤，方由小柴胡汤去柴胡、人参，加芍药而成。方中黄芩与半夏、生姜成辛开苦降之伍；芍药、甘草、生姜、大枣乃酸甘化阴、辛甘化阳之味。诸药合用，而成调达枢机、和解少阳、调和营卫、清泻阳明里热之效，以和胃降逆止呕为其用。

黄芩汤，临床多用于治疗腹痛下利，大便黏液不爽之热痢。后世治痢诸名方多由此演变而来，如黄芩芍药汤、芍药汤等。故汪昂在《医方集解》中称此方为"万世治痢之祖方"。

现代医学多用于细菌性或阿米巴性痢疾、慢性结肠炎。家父吉忱公对胃肠型感冒之发热不剧而胸胁苦满、呕而腹泻腹痛者，亦多选用黄芩加半夏生姜汤意愈之。

黄芩汤在古医书《汤液经法》中称之为小阴旦汤，陶弘景称此方"治天行病身热、汗出、头目痛、腹中痛、干呕、下利者"。

[**验案**]

湿热痢案

王某，男，19岁。时值盛夏，患痢疾，腹痛，里急后重，下利赤白相杂，红多白少，腹部挛急且痛，肛门灼热，小便短赤。舌苔腻而微黄，脉滑数。

证属湿热之邪壅滞肠中，气机不畅，传导失司而致。治宜清热解毒、和营缓急之法，予以黄芩汤加味：黄芩 12g，制白芍 10g，炙甘草 10g，大枣 4 枚，地榆 20g，紫参 20g。水煎服。

服药 3 剂，诸症悉减。续服 5 剂，病臻痊可。此案药简力宏，黄芩汤主以清热解毒之用，取芍药、甘草、大枣酸甘化阴以解腹部挛急之痛；加地榆凉血解毒，紫参去湿解毒，以愈下利脓血、里急后重之症。故余名之曰黄芩紫地汤。（《柳少逸医案》）

阿米巴痢疾案

欧阳某，女，22 岁，干部。9 月 21 日入院。下利红白，腹痛，里急后重已两天。患者妊娠两个多月。9 月 20 日晨起，忽腹痛频频，下利红白黏液，红多白少，日二三十次，里急后重频剧，并觉小腹坠胀，有如欲产情形而入院。

诊察：体瘦神疲，按腹呻吟，有重病感。脉象稍沉弱，每分钟 76 至，舌质淡苔白。体温 37.9℃。心肺无异常，肝脾未触及，腹部有压痛。化验检查：大便检出阿米巴原虫。诊断：阿米巴痢疾。方用黄芩汤加减：黄芩 3g，白芍 9g，甘草 4.5g，香连丸 3g。水煎服。

服上药 3 剂后，腹痛、里急后重已除，下利次数大减，日仅两三次，并带有黄色稀粪，体温正常，惟觉起床行走时头晕足软。再以原方去香连丸，加党参 9g，当归 6g 调理数日，连检大便两次，已无阿米巴原虫，于 9 月 29 日出院。（《伤寒论方医案选编》）

4. 兼水饮证

柴胡桂枝干姜汤（少阳病兼水饮内结证）

[**原文**] 伤寒五六日，已发汗而复下之，胸胁满微结，小便不利，渴而不呕，但头汗出，往来寒热，心烦者，此为未解也，柴胡桂枝干姜汤主之。（147）

[**方药**] 柴胡桂枝干姜汤方

柴胡半斤　桂枝三两（去皮）　干姜二两　栝楼根四两　黄

芩三两　牡蛎二两（熬）　甘草二两（炙）

上七味，以水一斗二升，煮取六升，去滓，再煎取三升。温服一升，日三服。初服微烦，复服，汗出便愈。

[**按语**] 此乃少阳病兼水饮内结的证治，法当和解少阳，温化水饮。

伤寒五六日汗下后而见往来寒热、心烦者，乃邪入少阳，为小柴胡汤证；今胸胁满微结、小便不利、渴而不呕，为少阳兼水饮内停；但头汗出是郁热上蒸之故。所以病机为少阳枢机不利，胆火内炽，三焦决渎功能失司而见诸症。本方为小柴胡汤衍化而成，具有和解少阳、温化水饮之功效。《内经》曰："热淫于内，以苦发之。"方中柴胡、黄芩之苦以和解少阳；桂枝、干姜、甘草辛甘发散为阳，以温化水饮；栝楼根、牡蛎散结逐饮；不呕不用半夏；水饮内停，故去壅补之人参、大枣。而《寒温条辨》以"柴胡除少阳之寒热，桂枝解太阳之余邪，花粉彻阳明之渴热，干姜去胸胁之烦满，甘草调汗下之误伤"，而称柴胡桂枝干姜汤为"少阳阳明两解之治法也"。

现代研究表明，柴胡桂枝干姜汤具有发汗、解热、镇痛、抗菌、抗病毒、强心、利尿、止泻、增强食欲等作用，对感冒、肺结核、疟疾、肝炎、胆囊炎、胃酸过多症、结核性腹膜炎、神经衰弱、更年期综合征、神经官能症、肾盂肾炎、中耳炎、紫斑病、产褥热等病机为肝胆郁热而见少阳兼水饮证者。

[**验案**]

胸痹案

于某，男，48 岁，农民，于 1989 年 6 月初诊。3 年前，每遇劳累或情志不畅而胸闷、憋气，长深呼吸方感稍畅，经西医检查，诊为"冠状动脉供血不足"。经常服用"复方丹参片、冠心苏合丸、活心丹"，病情仍时作。于 3 天前，在田间劳动时，突感头晕目眩，随即仆倒在地，因当时无人发现，故发作时情况不明。醒后感胸闷、憋气，心中发乱，头晕目眩，恶心欲吐，不敢活动及站立，稍站立即有欲仆感。当地医生诊其病，言为"心动过缓（38 次/分），心源性休克"。给予"阿托品、谷维素及扩冠药"，病情无显著好转，故来诊。查：脉迟（44 次/分），舌暗淡，边有齿痕，苔白滑。心电图示：心动过缓（42 次/分），慢性冠状动脉供血不足。

予柴胡桂枝干姜汤加味：柴胡 12g，桂枝 12g，干姜 10g，制半夏 12g，党参 15g，川附子 3g，丹参 15g，檀香 10g，炙甘草 10g，生姜 10g，大枣 10g。水煎服，每日 1 剂。

3 剂后，眩晕减，胸症亦减。继服 3 剂，其症去其大半。上方改川附子 6g，5 剂后诸症悉平。（柳少逸《少阳之宗》）

外感热不解案

一妇人年五十余，外感后热不解，时时发热如疟，盗汗出，胸腹动悸，目眩，耳鸣，或肩背强急，头上如戴大石，耳如闻撞大钟，经众医一年余，无寸效。余用柴胡姜桂汤加黄芪、鳖甲，数十日热减，盗汗止。因去黄芪、鳖甲，加吴茱萸、茯苓，兼用六味地黄加铁砂，诸证痊愈。（宋·许叔微《伤寒九十论》）

5. 兼烦惊谵语证

柴胡加龙骨牡蛎汤（少阳邪扰心神证）

[**原文**] 伤寒八九日，下之，胸满烦惊，小便不利，谵语，一身尽重，不可转侧者，柴胡加龙骨牡蛎汤主之。（107）

[**方药**] 柴胡加龙骨牡蛎汤方

柴胡四两 龙骨 黄芩 生姜（切） 铅丹 人参 桂枝（去皮） 茯苓各一两半 半夏二合半（洗） 大黄二两 牡蛎一两半（熬） 大枣六枚（擘）

上十二味，以水八升，煮取四升，内大黄，切如棋子，更煮一两沸，去滓。温服一升。本云：柴胡汤，今加龙骨等。

[**按语**] 此乃伤寒误下，病入少阳，邪气弥漫而致烦惊谵语的证治。法当和解少阳，通阳泄热，重镇安神。

伤寒误下伤正，邪气内陷，邪陷少阳故胸满；心气受损，心阳浮越，故烦惊；邪热入胃，上扰心神，则谵语烦躁；邪壅三焦，气化失司，故小便不利；热盛伤正，气化失司，营卫失和，故身沉重。方以小柴胡汤配桂枝，使内陷之邪得以外解；加龙、牡、铅丹（今多以朱砂或生铁落代之）镇惊止烦；大黄泄热和胃止烦躁；茯苓通利小便；去甘草使邪速去。诸药合用以奏和解少阳、通阳泄热、重镇安神之功效。

该方对癫、狂、郁、痫有很好的临床疗效，为历代医家所重。《伤寒类方》有"此方能下肝胆之惊痰，以之治癫痫必效"的记载；《方函口诀》有"此方为镇坠肝胆郁热之主药，故不但治伤寒胸满烦惊，亦治小儿惊痫，大人癫痫，又有一种中风，名热癫痫者，用此方亦有效，又加铁砂，治妇人发狂"的论述。方中妙在龙、牡、铅丹之应用，《伤寒贯珠集》称此三味有"镇其内而止烦惊"之效；《伤寒论三注》称"龙骨合牡蛎镇肝胆"，"龙骨可以定魂魄，同牡蛎可以疗惊怖"，"铅丹宅心安神也"。

柴胡加龙骨牡蛎汤，对神经系统疾病应用甚广，尚对高血压、梅尼埃病、过敏性鼻炎亦有很好的疗效。

家父吉忱公认为此方有疏肝达郁、宁神除烦、降冲镇逆、化痰散结之功，临床化裁应用治疗癫、痫、狂、郁诸神志疾患及瘿证等，收效尚著。笔者有"柴胡加龙骨牡蛎汤临床应用——业师柳吉忱医疗经验简介"一文的报道。

[**验案**]

甲亢案

张某，女，23岁，栖霞县工人。1975年2月23日初诊。14岁月经初潮，先期色暗量可，经行乳房及少腹胀痛，黄带量多。1971年夏季始，不明原因低热，体温持续在37℃～38℃，历时3

年。尝按风湿热治疗，服用中西药物甚多。眩晕头痛，以目眶及前额著，目睛胀突，心悸少寐，自汗怕热，畏声畏光，肢体麻木，周身痛，两手震颤，烦躁易怒，膺胸痞闷，咽哽口干，消谷善饥，痰色黄浊，大便或秘。1973 年 12 月 11 日于青岛白求恩医院行放射性[131]碘检查：甲状腺吸[131]碘最高吸收率61.6%，确诊为甲状腺功能亢进。视之颈部甲状腺弥漫性肿大，面色白皙，目睛胀突，口唇淡红，舌红苔黄，声音气息无异，脉象弦数。血压正常范围。

此由痰气郁滞，热结瘀阻，发为肉瘿。治宜解郁化痰，消瘿散结。师柴胡加龙骨牡蛎汤意：柴胡 9g，黄芩 9g，半夏 9g，大枣 9g，生姜 9g，龙骨、牡蛎各 30g（先入），茯苓 12g，桂枝 6g，大黄 15g，黄药子 15g，连翘 15g，铅丹 1.5g（冲服）。水煎服。嘱息念虑，戒恚怒。

1975 年 2 月 28 日：送进 4 剂，喉中爽，胸闷轻，痰吐利，悸烦轻，二便调，脉舌如前。守原方。

1975 年 3 月 3 日：复进 4 剂，悸烦若失，震颤递减，眼胀突轻，肉瘿缩小，饮食如常。脉象弦，舌红苔白。守原方去铅丹加党参 15g。

1975 年 3 月 7 日：续服 4 剂，喉中爽，悸烦失，自汗消，肉瘿若失，眼胀突轻，夜寐安宁。脉象濡缓左关弦，舌红苔白。仍守原方。

1975 年 3 月 11 日：更进 4 剂，肉瘿及目睛胀突若失，畏声畏光递减，他症渐除，饮食、二便如常。脉象濡缓左关略弦，舌红苔白。医嘱：停药一周，查基础代谢。

1975 年 3 月 19 日基础代谢报告：身高 164cm，体重 62.5kg，基础代谢率 +6%。出院。嘱续服上方善后。（柳少逸《杏苑耕耘录》）

少阳病小结

少阳病为病邪既不在表，又未入里，而在半表半里的证候。可由他经传来，亦可从本经起病。凡"口苦、咽干、目眩"，"往来寒热、胸胁苦满、胁下痞硬、邪高痛下、默默不欲饮食、心烦喜呕、腹中痛"即为少阳病，且"但见一证便是，不必悉具"。太阳为开，阳明为合，少阳为枢。少阳病主方为小柴胡汤，具有和解少阳、拨转枢机之效，临证借其少阳枢转之功以愈其病，故清·王旭高称："小柴胡汤，少阳枢机之剂。"

小柴胡汤临床应用极广，《伤寒论》中加减应用凡七，变通类方五首，《金匮要略》中尚有一首。大凡小柴胡汤使用原则：其一，准少阳证；其二，柴胡证具；其三，药证相符。少阳病兼太阳证者，主以柴胡桂枝汤，以发散表邪、和解少阳；少阳病兼阳明腑实证者，主以大柴胡汤或柴胡加芒硝汤，以和解少阳、内泻热结。大柴胡汤与小柴胡汤、柴胡加芒硝汤、大承气汤，药物组成不同而功效主治亦不同。小柴胡汤证是邪入少阳，胆火被郁而见少阳证和小柴胡证；而大柴胡汤证为少阳枢机不利之证较重，兼里气壅实而致心下或胸中痞硬疼痛，大便秘结不下或下利不畅。大柴胡汤证、柴胡加芒硝汤证，均属少阳枢机不利兼里气壅实证。但柴胡加芒硝汤证是大柴胡汤证误下后而成，从病机上看，大柴胡汤证是壅实甚而正气未伤，故而壅实之症如便秘、呕吐、心烦、心下痞硬均重；而柴胡加芒硝汤证属燥结甚而正气伤，而里热壅实证轻，仅见呕吐微利不止。要点是正气虚与不虚，里实甚与不甚。大柴胡汤证与大承气汤证均有里实证的一面，均可见大便秘结、腹痛、心烦、舌苔黄燥、脉大有力之症。但大承气汤属单纯的阳明燥结、里实壅滞，而大柴胡汤证属少阳枢机不利为主证而兼里实壅滞证。

小柴胡汤证而兼有水饮证者，主以柴胡桂枝干姜汤，以奏和解少阳、温化水饮之效。柴胡桂枝干姜汤证与小柴胡汤证、大柴胡汤证、柴胡桂枝汤证皆为《伤寒论》之柴胡证。其病机皆为少阳枢机不利，其症状皆有往来寒热、胸胁苦满、脉弦。但小柴胡汤证属正少阳证，病在少阳一经；而柴胡桂枝干姜汤证为少阳证具，而三焦不利，水饮内停而兼出现小便不利、渴而不呕、头汗出等特殊证候；而大柴胡汤证则为少阳枢机不利而兼里热壅实；柴胡桂枝汤证属少阳枢机不利而兼太阳表证。

若兼烦躁谵语者，主以柴胡加龙骨牡蛎汤，以奏和解少阳、通阳泄热、重镇安神之功。《伤寒论》治疗惊狂之剂，尚有桂枝去芍药加蜀漆龙骨牡蛎汤、桃核承气汤与抵当汤。尽管皆有惊狂之症，但病机及临床表现各异。柴胡加龙骨牡蛎汤为下后正气已虚，邪陷少阳，少阳枢机不利，相火夹胃火上扰心神而发；桂枝去芍药加蜀漆龙骨牡蛎汤属误用发汗，过汗亡失心阳，水饮痰邪乘虚扰乱心神而发；抵当汤与桃核承气汤属太阳蓄血，瘀热在里，上扰心神而发。

尚有太阳少阳合病，自下利者，予黄芩汤；若呕者，予黄芩加半夏生姜汤之证。虽冠以太阳少阳合病，因或下利、或呕吐，当为少阳之邪内迫阳明而成，表证不显，故属少阳兼阳明证。以清热止利为其法。

第四章　太阴病证治

一、提纲

[原文] 太阴之为病，腹满而吐，食不下，自利益甚，时腹自痛，若下之，必胸下结硬。(273)

[按语] 此言太阴病总证也。太阴之脏为脾，太阴之脉入腹，故腹满时痛吐利，为太阴病也。"时腹自痛"是太阴虚寒腹痛的特点，足见仲景审证之精细。太阴病主要表现为脾虚湿盛的证候。可由三阳失治，损及脾阳而致；亦可由风寒之邪直犯太阴，脾之运化失司，寒邪内盛而致诸症。

太阴与阳明同居中焦，关系甚密，在一定条件下可相互转化，故有"实则阳明，虚则太阴"之说。

二、虚寒及兼证

1. 脾虚寒湿证

理中丸

[原文] 自利不渴者，属太阴，以其脏有寒故也。当温之，宜服四逆辈。(277)

大病差后，喜唾，久不了了，胸上有寒，当以丸药温之，宜理中丸。(396)

霍乱，头痛，发热，身疼痛，热多欲饮水者，五苓散主之。寒多不用水者，理中丸主之。(386)

[**方药**]　理中丸方

人参　干姜　甘草（炙）　白术各三两

上四味，捣筛，蜜和为丸，如鸡子黄许大。以沸汤数合，和一丸，研碎，温服之，日三四，夜二服①。腹中未热，益至三四丸，然不及汤。汤法：以四物依两数切，用水八升，煮取三升，去滓。温服一升，日三服。若脐上筑者②，肾气动也，去术加桂四两；吐多者，去术加生姜三两；下多者还用术；悸者，加茯苓二两；渴欲得水者，加术，足前成四两半；腹中痛者，加人参，足前成四两半；寒者，加干姜，足前成四两半；腹满者，去术，加附子一枚。服汤后，如食顷③，饮热粥一升许，微自温，勿发揭衣被。

[**词解**]

①日三四，夜二服：提示特殊服药方法，即每日昼三四次，夜两次。其理同黄连汤"昼三夜二"之服法，胃肠病用药，力求药力持续也。

②脐上筑者：筑者，捣也，形容脐上跳动不宁，如物捶捣。

③食顷：约一顿饭的工夫。

[**按语**]　277条为太阴病之主症及其病机和治法。太阴病自利的病机为脾阳虚而清阳不升，自利不渴是脾脏有寒，肾阳虚不能温煦脾脏之故。所以太阴虚寒下利的治疗原则"当温之，宜服四逆辈"，意味着灵活选用四逆汤一类方剂，理中丸亦包括在内。理中丸重在温中祛寒，四逆汤重在补火生土。仲景但言"四逆辈"而不言四逆汤，示人以圆机活法。

成无己云："心肺在膈上为阳，肾肝在膈下为阴，此上下脏也。脾胃应土，处在中州，在五脏曰孤脏，属三焦曰中焦，自三焦独治在中，一有不调，此丸专治，故名曰理中丸。"理中丸，为温中祛寒、补气健脾、治疗四逆证之要剂。病太阴，当以温中健脾燥湿之法，故本方为治太阴虚寒证的主方。理中丸在《金匮要略》中称人参汤，故今多以汤入药。《内经》云："脾欲缓，急食甘以缓之。"缓中益脾，必以甘为主，故人参为君。《内经》又云："脾恶湿，甘胜湿。"而温中胜湿，必以甘为助，故又以白术为臣。于是方中以人参、炙甘草补益，白术健脾燥湿，干姜温中散寒。脾阳得运，寒湿得除，则诸症自瘳。理中丸一方二法，病情缓而需久服者用丸剂，病情急者当用汤剂。以其为治太阴虚寒病证之方，具温运中阳、调理中焦的功效，故方名"理中"，此即论中 159 条所云"理中者，理中焦"之意也。

后世据此方衍化出众多有效方剂，如《阎氏小儿方论》加附子，名"附子理中丸"；《明医杂著》加茯苓、半夏，名"理中化痰丸"；《伤寒论》加桂枝，名"桂枝人参汤"；《太平惠民和剂局方》以理中丸去干姜加茯苓为补气著名方剂"四君子汤"。

理中丸的现代应用很广，如对消化系统疾病的胃炎、胃溃疡、结肠炎之属脾胃虚寒者，呼吸系统疾病的慢性支气管炎、肺心病属脾肾阳虚者，以及慢性心肌炎属心阳虚者。

仲景理中丸一方，源自《汤液经法》中之小勾陈汤（甘草、干姜、人参、大枣），"治天行热病，脾气不足，饮食不化，腰痛，下痢方"。陶弘景《辅行诀脏腑用药法要》中尚有"小补脾汤"，药由人参、炙甘草、干姜、白术组成，"治饮食不化，时自吐利，吐利已，心中苦饥，或心下痞满，脉微无力，身重，足痿，善转筋者方"。

[验案]

胸痹案

赵某，男，67 岁。往有冠心病史，胸膺痛数年。近胸闷隐痛，时作时止，伴腹满，短气心悸，汗出，畏寒，肢冷，腰酸乏力，嗜卧，面色苍白，唇甲淡白。舌淡苔白，脉微细。

证属胸阳虚衰，气机痹阻。此即《素问·痹论》"心痹者，脉不通"之谓也。心以血为用，以阳为本，心血运行，依赖心阳温煦，心气推动。人中年以后，阳气日损，阴气日增，治宜益气温阳，佐以养血通脉。故予理中丸加味：红参 10g，干姜 10g，白术 10g，炙甘草 10g，地龙 10g，丹参 10g。水煎服。

服药 5 剂，胸闷胸痛、肢冷、汗出悉减。为启下焦生气，原方加制附子 10g 续服。又服 5 剂，诸症豁然，感胸畅心舒，活动有力，要求续服。遂予上方制成水丸，常年服之，乃淳曜敦大，光照三焦之谓。（《柳少逸医案》）

泄泻案

林某，男，60 岁。六月中旬，恣食生冷之品。患吐泻病，四肢厥冷，头汗淋漓，面黑唇白，目眶下陷，上吐食物，下泻液样便，不臭而腥，腹雷鸣不痛，两足抽筋不息，脉象微细欲绝。

断为寒性吐泻，亟宜大剂温中回阳，拟理中丸加味主之：党参 15g，焦术 9g，干姜 9g，炙甘草 3g，炮附子 9g，肉桂 3g，半夏 9g，伏龙肝 30g。

连服 3 剂，即获痊愈。（《伤寒论方医案选编》）

2. 下利便脓血证

桃花汤

[**原文**] 少阴病，下利，便脓血者，桃花汤主之。（306）

少阴病，二三日至四五日，腹痛，小便不利，下利不止，便脓血者，桃花汤主之。（307）

[**方药**] 桃花汤方

赤石脂一斤（一半全用，一半筛末） 干姜一两 粳米一升

上三味，以水七升，煮米令熟。去滓温服七合，内赤石脂末方寸匕，日三服。若一服愈，余勿服。

[**按语**] 此乃虚寒下利便血、滑脱不禁的证治，法当温涩固脱。

此证多由下利或湿热痢迁延日久损伤脾阳所致。若久之，则

脾肾阳虚下利日甚，文中虽冠以"少阴病"，以其为脾虚寒盛之候，故列太阴篇虚寒兼证。下利脓血，为中焦阳虚，统摄无权所致，而不同于白头翁汤之湿热蕴结于肠证。故方重在温涩，主以赤石脂涩肠止泻，干姜温中散寒，粳米补脾益胃，以奏温中涩肠之用。名桃花汤者，有二说：因赤石脂其色赤白相间，《唐本草》名桃花石，加之本方汤色淡红，若桃花之色，故名之桃花汤；而王晋三则云："桃花汤非名其色也，肾脏阳虚用之，一若寒谷有阳和之致，故名。"

本方验诸临床，历代医家多有发挥。《金匮要略心典》称："此治湿寒内淫，脏气不固，脓血不止者之法。"《太平惠民和剂局方》云："以桃花丸治冷痢腹痛，下白冻如鱼脑，赤石脂煅，干姜炮，等分为末，蒸饼和丸。"《斗门方》有"治小儿疳泻，赤石脂末，米汤调服半钱，立瘥"的记载。

本方主药赤石脂含有硅酸铝及铁、锰、钙的氧化物，内服能吸着消化道内有害物质，对发炎的胃肠黏膜有保护作用，对胃肠出血也有保护作用。所以临床用于急慢性痢疾、阿米巴痢疾、胃及十二指肠溃疡、肠伤寒出血及妇科宫颈糜烂，均有很好的疗效。

[验案]

滑脱案

曲某，男，53岁。往有慢性肠炎史，近因滑脱不禁就诊。症见下利稀薄，带有白冻，腹部隐隐作痛，纳呆食少，神疲无力，四肢不温，腰酸肢冷，面色苍白，舌淡苔薄白，脉沉细而弱。

证属脾虚中寒，寒湿滞于肠中，而下利稀薄有白冻。治宜温补脾肾，予桃花汤加味：赤石脂20g，干姜10g，粳米20g，紫参20g，诃子12g，肉蔻6g。水煎服。

服药3剂大便成形，仍日大便3~4次，腹痛若失，续服3剂，诸症豁然。因此患者属久泻久利，故加酸涩收敛止泻之乌

梅。服药 5 剂，病愈，予补脾益肠丸以善后。(《柳少逸医案》)

慢性阿米巴痢疾案

洪某，男，52 岁。1959 年 4 月 10 日入院。

自诉：腹泻已 3 个月，大便每日三四次至七八次不等，性状稀黄，间有脓血或黏液。经西医注射磺胺剂依米丁，给服磺胺脒、喹碘方等，有时大便次数减少，仍未愈。近日来下腹作痛，大便次数每日增至十余次，四肢无力，乃请求住院根治。

体检：体温 36.5℃，脉搏 70 次/分，呼吸 20 次/分，慢性病容，脱水征，心肺正常，腹部柔软，肝脾未扪及。大便稀水状兼有脓血黏液，镜检有脓细胞、红细胞及溶组织内阿米巴。

入院后给予乌梅丸内服，每日 3 次，每次 10 粒。2 日后精神略佳，但脉搏濡小，舌现白滑苔……时有腹痛，改予桃花汤，煎服三剂，腹痛全止，脓血亦除，大便次数恢复正常。调理一周，面转红润，食欲亦佳，体重增加而出院。两周后复查，一切正常。[广东中医，1959，(8)：332]

3. 太阴兼太阳证

桂枝人参汤

[**原文**] 太阳病，外证未除，而数下之，遂协热而利，利下不止，心下痞硬，表里不解者，桂枝人参汤主之。(163)

[**方药**] 桂枝人参汤方

桂枝四两（别切） 甘草四两（炙） 白术三两 人参三两 干姜三两

上五味，以水九升，先煮四味，取五升，内桂，更煮取三升，去滓。温服一升，日再夜一服。

[**按语**] 此乃误下后脾气虚寒而表邪不解的证治，法当温中解表。

方由理中丸加桂枝而成，乃为里证不解、外证不退的里寒夹表热而作"协热而利"证而设之方。因"太阳病，外证未除，而数下之"，示表邪不去反伤脾阳，而致脾气虚寒。因脾失运化，清气下陷故利下不止；气机不利，胃失和降则心下痞硬。故法当温中解表，内外兼治。故以桂枝通经而解表热，理中丸温中而散里寒。喻嘉言云："此方即理中加桂枝，桂枝去芍药，而易其名，亦治虚痞下利之圣法也。"柯琴云："桂枝……温能扶阳散寒，甘能益气生血，辛能解散风邪，人参健脾益气，为理中丸之主药，故名桂枝人参汤。"而王晋三对方名亦有独特的认识："理中加桂枝，桂枝去芍药，不曰理中，而曰桂枝人参者，言桂枝与理中表里分头建功也。故桂枝加一两，甘草加二两（桂枝汤中桂枝为三两，甘草为二两）。其治外发热而里虚寒，则所重仍在理中，故先煮四味，而后纳桂枝，非但人参不佐桂枝实表，并不与桂枝相忤，宜乎直书人参而不讳也。"《医方集解》则有"欲解表里之邪，全藉中气为敷布，故用理中以和里，而加桂枝以解表，不名理中，而名桂枝者，到底先表之意也"的记载。

《实用经方集成》认为：葛根汤、葛根芩连汤、桂枝人参汤三方证均属表里同病的下利证，均有发热恶寒、下利症，但葛根汤的病机为太阳表邪未解内迫阳明，虽有下利，但以太阳表证为主；葛根芩连汤为太阳表邪内迫阳明，以热迫大肠而下利为主之剂，表证较轻；本证乃为脾胃虚寒，升降失司而下利，为太阴兼太阳病。

现代医家多用于感冒、流行性感冒而兼下利者，或急性肠炎、结肠炎而兼感冒者。

[验案]

寒湿痢案

郑某，男，49岁。患慢性肠炎经年，下利重即自服黄连素片而缓解。近下利赤白黏冻，白多赤少，伴腹痛，里急后重，纳呆食少，心下痞满，头身困重，神疲肢冷。舌质淡，苔白腻，脉沉缓。

此乃脾胃虚弱，中焦虚寒，寒湿之邪留着肠中，气机阻滞，传导失常所致。治宜健脾和胃，温化寒湿，佐以涩肠固滑。师桂枝人参汤意加味：桂枝 12g，炙甘草 12g，炒白术 15g，红参 15g，干姜 12g，地榆 15g，紫参 15g，乌梅 10g。宗仲景法，先煮术、参、姜、草四味，取汁更煮余药，温服。

服药 5 剂，诸症豁然。原方加诃子 12g、肉蔻 6g，续服 10 剂，病臻痊可。予上方制成水丸，常规服用，以健中州温下元。（《柳少逸医案》）

荨麻疹后期腹泻案

1959 年，余带领学生到揭阳县防治麻疹，设简易病床数 10 张，收治病情较重之病孩。内有一女孩，三岁许，疹子已收，身热不退，体温 39℃，头痛恶寒与否不得而知，下利日十余次，俱为黄色粪水。脉数无歇止，舌质尚正常。遂诊断为麻疹热毒不净作利，与葛根芩连汤加石榴皮。服后体温反升至 39.5℃，仍下利不止，嗅其粪味并无恶臭气，沉思再三，观病孩稍有倦容，乃毅然改用桂枝人参汤，仍加石榴皮，一服热利俱减，再服热退利止。［广东中医，(1963)，137：40］

三、寒湿发黄证

茵陈术附汤（阴黄证）

[原文] 伤寒发汗已，身目为黄，所以然者，以寒湿在里不解故也，以为不可下也，于寒湿中求之。(259)

[方药] 茵陈术附汤方

茵陈一钱　白术二钱　附子五分　干姜五分　炙甘草一钱肉桂三分（去皮）

水煎服。

[**按语**] 此乃寒湿发黄的证治及禁例，即后世所谓的"阴黄"，病属太阴。法当温化寒湿，健脾燥湿。(《伤寒论》有论无方，今选《医学心悟》茵陈术附汤。)

寒热发黄，其症见面色晦暗，身无大热，或身冷，口不烦渴，大便溏，舌淡苔白，脉多沉而迟缓。而阳黄病属阳明，其症见黄色鲜如橘子色，发热，汗出不彻，口渴心烦，大便结或不畅，小便黄赤不利，舌苔黄腻，脉多弦或滑数。茵陈术附汤是由四逆汤加茵陈、白术、肉桂而成。方中茵陈、附子、肉桂同用，温化寒湿以退黄；干姜、白术、甘草温中燥湿以健脾。《医学心悟》在"伤寒兼症·发黄"篇中，有"不特湿热发黄，而寒湿亦令人发黄""小便自利茵陈术附汤主之"的论述。体现了仲景临证"于寒湿中求之"的宗旨，故选茵陈术附汤而用之。《医学心悟》以"阴黄之症，身冷脉沉细，身如熏黄，不若阳黄之明"，"小便不利用茵陈五苓散"，"小便自利茵陈术附汤主之"为其辨证要点。

[验案]

阴黄案

作者运用辨证施治原则，对传染性肝炎病例，具有黄疸、形寒畏冷、肢软、神疲、食欲不振、小便黄而无灼热感、大便溏薄、口渴喜热饮或不渴、怔忡、眩晕、脉象沉细或沉弦、舌苔白腻等症者，照阴黄证治法，用茵陈附子干姜汤加减（茵陈、附子、干姜、白术、茅术、姜半夏、泽泻、茯苓、陈皮、枳壳、郁金、冬瓜子、薏苡仁、绛矾等）治疗。平均服药9天后，食欲恢复正常。18天后黄疸退净，治后症状全部消失，肝功能恢复正常（治前黄疸指数最高95单位，最低35单位）。作者认为在食欲不振时，除忌食多脂肪食物外，禁予高糖饮食。因过吃甜食，可使湿邪阻滞，胃纳不易好转，但注射葡萄糖液无碍。[《浙江中医杂志》，1960，（1）：7]

太阴病小结

太阴病在临床上主要表现为脾虚湿盛的证候。太阴病可由三阳失治损伤脾阳而起，也可由风寒之邪直袭而起。所以腹满而吐、食不下、自利、时腹自痛、脉弱等症，即称太阴病。

太阴病寒证，治宜温中健脾祛寒之法，多选用四逆、理中等方剂，禁用攻下。若下利日久，损伤脾阳，致脾肾阳虚下利日甚者，乃脾虚寒盛之候，宜桃花汤，以温运中阳、补脾涩肠之法治之；若里寒夹表热之"协热而利证"，此乃太阴兼太阳证，方以桂枝人参汤，以通经解表、温中散寒。

寒湿发黄为阴黄，用《医学心悟》之茵陈术附汤，温化寒湿、健脾燥湿以退黄，此即"于寒湿中求之"之宗旨也。

第五章　少阴病证治

一、提纲

[原文] 少阴之为病，脉微细，但欲寐也。(281)

[按语] 此为少阴寒化证提纲。少阴属心肾两脏，心主血，属火；肾藏精，属水。病邪直犯少阴，或他经病误治、失治，损及心肾，而形成心肾虚衰。阳气衰微，无力鼓动血行，则脉微；阴血不足则脉细。心肾阳虚，阴寒内盛，神失所养，则但欲寐。所以凡见到"脉微细，但欲寐"，就知少阴之阳已虚。

二、少阴寒化证

1. 阳衰阴盛下利厥逆证

四逆汤、四逆加人参汤

[原文] 少阴病，脉沉者，急温之，宜四逆汤。(323)

少阴病，饮食入口则吐，心中温温欲吐，复不能吐，始得之，手足寒，脉弦迟者，此胸中实，不可下也，当吐之。若膈上有寒饮，干呕者，不可吐也，当温之，宜四逆汤。(324)

吐利，汗出，发热，恶寒，四肢拘急，手足厥冷者，四逆汤主之。(388)

大汗，若大下利而厥冷者，四逆汤主之。(354)

大汗出，热不去，内拘急，四肢疼，又下利，厥逆而恶寒者，四逆汤主之。(353)

既吐且利，小便复利而大汗出，下利清谷，内寒外热，脉微

欲绝者，四逆汤主之。（389）

脉浮而迟，表热里寒，下利清谷者，四逆汤主之。（225）

呕而脉弱，小便复利，身有微热，见厥者难治，四逆汤主之。（377）

恶寒，脉微而复利，利止，亡血也，四逆加人参汤主之。（385）

[**方药**]

四逆汤方

甘草二两（炙）　干姜一两半　附子一枚（生用，去皮，破八片）

上三味，以水三升，煮取一升二合，去滓。分温再服。强人可大附子一枚，干姜三两。

四逆加人参汤方

甘草二两（炙）　附子一枚（生，去皮，破八片）　干姜一两半　人参一两

上四味，以水三升，煮取一升二合，去滓。分温再服。

[**按语**]"少阴病"，故当见"脉微细，但欲寐"之少阴病本证，故法当回阳救逆。此少阴脉沉，治宜急温，故宜四逆汤。

324 条为少阴病膈上有寒饮与胸中实邪的辨证。"胸中实"，系指胸中阳气被邪气所阻。"饮食入口则吐，心中温温欲吐，复不能吐"，是少阴阴寒上逆的证候，但不是绝对的。第 282 条："少阴病，欲吐不吐，心烦，但欲寐，五六日自利而渴者，属少阴也。虚故引水自救。若小便色白者，少阴病形悉具。小便白者，以下焦虚有寒，不能制水，故令色白也。"此是"欲吐不吐""自利而渴者，属少阴"的里虚寒证。

388 条为辨吐利亡阳的证治，法当"启下焦之生阳，温中焦之大气"。

354 条为误治伤阳而致厥冷的证治，法当回阳救逆。

353 条为阳虚阴盛寒厥的证治，"内拘急"系指腹中挛急不舒。

389 条为吐利亡阳里寒外热的证治。

225 条为表热里寒、真寒假热的证治。虽在阳明篇，实乃少阴病。

377 条为少阴阳虚阴盛的证治。

上述诸条，概而言之为恶寒神疲、厥逆下利、脉沉微诸症。本证为少阴阳虚阴寒内盛所致。脉微欲绝，示阳衰至甚，大有阴阳离决之势，宜急用大剂量四逆汤回阳救逆。《内经》所云"寒淫于内，治以甘热"，"寒淫所胜，平以辛热"，乃附子之热，干姜之辛，甘草之甘是也。却阴扶阳，必以甘草为君；干姜味辛热，必以干姜为臣；附子味辛大热，开腠理，暖肌通经，必凭大热，是以附子为使。方由甘草干姜汤合干姜附子汤而成，因其主治少阴病阴盛阳虚之四肢厥逆，故名四逆汤。此即成无己所云："四逆者，四肢逆而不温也。四肢者，诸阳之本，阳气不足，阴寒加之，阳气不相顺接，是致手足不温而成四逆也。此汤申发阳气，却散阴寒，温经暖肌，是以四逆名之。"方中附子温肾回阳，干姜温中散寒，甘草调中补虚，合为回阳救逆之要剂，仲景少阴寒化证之主方。若吐利厥逆较甚，脉微欲绝时，可用本方加人参（益气摄血）以补益元气，回阳复脉，此即四逆加人参汤。

《实用经方集成》认为：四逆汤证与当归四逆汤、茯苓甘草汤、白虎汤、四逆散、乌梅丸、瓜蒂散诸方证，均有四肢厥逆之症，但病机不同。四逆汤证属少阴病寒厥，当归四逆汤证属血虚寒厥，茯苓甘草汤证属太阳病水厥，白虎汤证属阳明热厥，四逆散证属气厥，乌梅丸证属蛔厥，瓜蒂散证属痰厥。

四逆汤方由甘草、干姜、附子组成，理中丸由人参、干姜、甘草、白术组成。一由甘草干姜汤加附子而成，一由甘草干姜汤加白术、人参而成，二方之异同，柯琴在《伤寒来苏集》中有精辟论述："按理中、四逆二方，在白术、附子之别。白术为中宫培土益气之品，附子为坎宫扶阳生气之剂。故理中只理中州脾胃之虚寒，四逆能佐理三焦阴阳之厥逆也。后人加附子于理中，名曰附子理中汤，不知理中不须附子，而附子之功，不专在理中矣。"所以经方的临床应用，不在药味的多少，而在于入仲景立方之门也。

近代研究表明，四逆汤有很好的强心、抗心律失常、抗休克作用，并有明显的扩张血管和提高耐缺氧作用。临床多应用于心肌梗死、心源性休克、急性胃肠炎合并脱水等病。

《辅行诀脏腑用药法要》中有"小泻脾汤，药由附子、干姜、炙甘草组成。治脾气实下利清谷，里寒外热，腹冷，脉微者方"。

[验案]

泄泻案

王某，男，38岁。素有慢性肠炎史，昨晚赴宴，因食凉拌粉皮等生冷不洁之物，饭后即感脘腹不适，旋即腹痛如厕，下利不止。四肢厥逆，恶寒蜷卧，神衰欲虚。舌淡白，苔腻，脉沉细。

因往有下利痼疾，昨日因食生冷不洁之物致下利，肾阳式微，阴阳气不相顺接，而致四逆证，故予四逆汤以回阳救逆：生附子12g，干姜10g，炙甘草10g。附子先煎沸30分钟，再入余药同煎。嘱速煎温服。

午后家人欣然相告，服药后腹痛息，形寒肢冷去。予原方加红参10g续服。5剂后诸症悉除。为善其后，嘱其每日服《金匮要略》紫参汤（紫参20g，甘草6g）作饮用之。（《柳少逸医案》）

休克案

张某，男，14岁。暑夏病疟，疟止后因饮食不慎而吐泻。初诊见患者昏睡不醒，呼之良久仍神志朦胧，四肢逆冷，吐利虽止，但汗出如油，头面四肢尤甚。舌淡红，苔黄白少津，脉沉细微弱。体温35℃，血压60/40mmHg。

此属阴液耗竭、阳气欲脱之证。处方：熟附子9g，干姜6g，炙甘草6g，党参12g。

煎服2剂，手足已温，神清汗收，阳复脉出，血压100/70mmHg，气短口微渴，更投生脉散1剂而愈。〔广西中医药，1980，（1）：30〕

吐血危证案

黄某，男，64岁。于1954年5月骤患吐血盈盈，气息奄奄，急延予医。至其家见病人闭目不语，汗出如珠。诊其脉息沉微，肢冷如冰，危在顷刻。

因思此证气随血脱，唯有大剂益气回阳，摄血归经。处方：参须9g，炙北芪30g，熟附片12g，炮干姜6g，炙甘草6g。

复诊：翌日，肢冷减，汗敛血止，唯精神疲惫，声音低微，脉息较起，但仍甚微弱，虽有转机，尚未脱险。于原方加白术9g，白芍9g。

三诊：脉较有力，精神略振。症情已趋稳定，原方进退。党参9g，炙北芪6g，熟附片3g，焦白术9g。

四诊：迭投益气摄血之剂，诸候皆平，后以归脾汤调理而愈。〔江西中医药，1959，（5）：30〕

2. 阴盛格阳于外证

通脉四逆汤、通脉四逆加猪胆汁汤

[原文] 少阴病，下利清谷，里寒外热，手足厥逆，脉微欲绝，身反不恶寒，其人面色赤，或腹痛，或干呕，或咽痛，或利止脉不出者，通脉四逆汤主之。（317）

吐已下断①，汗出而厥，四肢拘急不解，脉微欲绝者，通脉

四逆加猪胆汁汤主之。（390）

　　[**方药**]

　　通脉四逆汤方

　　甘草二两（炙）　附子大者一枚（生用，去皮，破八片）
干姜三两（强人可四两）

　　上三味，以水三升，煮取一升二合，去滓。分温再服。其脉
即出者愈。面色赤者，加葱九茎；腹中痛者，去葱，加芍药二
两；呕者，加生姜二两；咽痛者，去芍药，加桔梗一两；利止脉
不出者，去桔梗，加人参二两，病皆与方相应者，乃服之。

　　通脉四逆加猪胆汁汤方

　　甘草二两（炙）　干姜三两（强人可四两）　附子大者一枚
（生，去皮，破八片）　猪胆汁半合

　　上四味，用水三升，煮取一升二合，去滓，内猪胆汁。分温
再服，其脉即来。无猪胆，以羊胆代之。

　　[**词解**]　①吐已下断：系指吐利无物而止。

　　[**按语**]　317 条此乃阴盛格阳的证治。法当抑阴回阳，通达
内外。

　　390 条此乃霍乱吐利致阳亡阴竭的证治。法当回阳救逆，益
阴和阳。

　　通脉四逆汤证为少阴阳衰，阴寒内盛，虚阳外越之证。较四
逆汤证更为严重。虽本方与四逆汤药味相同，但其附、姜用量较
大，取其大辛大热之剂，以速破在内之阴寒，并急回外越之虚
阳，诸药合用，以成抑阴回阳、通达内外之功。《医宗金鉴》云：
"以其能大壮元阳，主持中外，共招外热返之于内。"所以冠以通
脉四逆，以别于四逆汤也。加猪胆汁方，藉猪胆汁苦寒性滑，一
可借其性，引姜附大辛大热药物入阴，以制盛阴对辛热药之格拒
不受，具有"甚者从之"之意；二可借其苦润以润燥滋液，既可
补益吐下后之液竭，又可制姜附辛热伤阴劫液之弊。此所谓益阴

和阳之法也。

通脉四逆汤与四逆汤二方证均属阳虚阴盛之证，但通脉四逆汤证属阴盛格阳，较之四逆汤证更有亡阳欲脱之势。

验诸临床，凡见手足厥逆，下利清谷，里寒外热，身反不恶寒，面色赤，汗出，或腹痛，或干呕，或咽痛，舌苔白滑或黑苔，脉微欲绝，或利止而脉不出者，皆可应用。陈修园认为："阳气不能运行，宜四逆汤；元阳虚甚，宜附子汤；阴盛于下，格阳于上，宜白通汤；阴盛于内，格阳于外，宜通脉四逆汤。"对通脉四逆汤的随症加减，尚有如下的论述："若面赤者，虚阳上泛也，加葱白引阳气以下行；腹中痛者，脾络不和也，去葱，加芍药以通脾络；呕者，胃气逆也，加生姜以宣逆气；咽痛者，少阳循经上逆也，去芍药之苦泄，加桔梗之升提；利止脉不出者，谷气内虚，脉无所禀而生，去桔梗加人参以生脉。"后世医家认为在临床应用中，通脉四逆汤应有葱白。汪苓友在《伤寒论辨证广注》中云："通脉者，加葱之谓。"王晋三在《绛雪园古方选注》中尝云："藉葱白入营通脉，庶可迎阳内返。"而柯琴认为方中不仅应有葱白，而且当有人参。

[验案]

中暑（阴盛格阳）案

李某，男，38岁。素体禀赋不足，1978年8月18日上午在田间锄禾，天气炎热，汗出如流，体乏口渴，去溪头小泉引饮，饮毕感甘凉解渴，倏尔脘腹作痛。待到田间，突然闷倒，昏不知人，牙关紧急，家人急掐人中，旋即复苏。急回村，医生予藿香正气水。未愈。于翌日来院延余医治。家人告知：仍腹泻腹痛不已，伴恶心呕吐。见病人神疲乏力，发热恶寒，四肢逆冷，气喘不语，舌淡，苔薄白，脉弱。

此即《金匮要略》之"太阳中暍"证。暍者，《说文解字》云："伤暑也。"《玉篇》谓："中热也。"即今之中暑。然服藿香正气水不效，盖因此乃阴盛格阳之候。1978 年，戊午岁，"上少阴火，中太微火运，下阳明燥金，热化七，清化九"，乃"太乙天符"之岁，刚柔失守，化疫之年。少阳司天，岁火太过，大暑流行；岁阳明在泉，消燥之气盛行。8 月，五之气，亦火热之气加临。患者热引寒泉之水，且又素体阳虚，故此乃阴盛格阳之中暑证，治当抑阴通阳、通达内外之法，故予通脉四逆汤：炙甘草 10g，生附子 12g，干姜 15g。宗仲景之煎药法，水煎服。

服药 3 剂，腹泻腹痛止，热退，肢厥息。仍有恶心干呕，尚须益阴和阳，故二诊加猪胆汁，乃通脉四逆加猪胆汁汤意。续服 5 剂，病告愈可。(《柳少逸医案》)

高热（少阴格阳）案

某，男，1 岁。于 1960 年 8 月 28 日因发热 7 天就诊。其母代诉：7 天前发热，经西医诊断为重感冒，用欧母那丁、青霉素、链霉素等药治疗，数天后烧终未退。症见眼睛无神，闭目嗜睡，四肢厥逆，脉浮大无根，心肺正常，腹部无异常。体温 39.5℃，白细胞 $19.8 \times 10^9/L$，中性粒细胞 0.80，淋巴细胞 0.15。

符合少阴格阳证的但欲寐。诊断为少阴格阳证。法宜温中回阳，兼以散寒。方用通脉四逆汤：干姜 2.4g，附子 1.5g，甘草 1.5g。开水煎，冷服。

服药后，患儿熟睡 4 小时。醒后精神好，四肢不逆冷，眼睛大睁。体温 37℃，化验白细胞 $8.4 \times 10^9/L$，一切症状消失而痊愈。[中医杂志，1962，（2）：14]

3. 阴盛格阳于上证

白通汤、白通加猪胆汁汤

[原文] 少阴病，下利，白通汤主之。(314)

少阴病下利，脉微者，与白通汤。利不止，厥逆无脉，干呕烦者，白通汤加猪胆汁汤主之。服汤，脉暴出者死，微续者生。

（315）

[**方药**]

白通汤方

葱白四茎　干姜一两　附子一枚（生，去皮，破八片）

上三味，以水三升，煮取一升，去滓。分温再服。

白通加猪胆汁汤方

葱白四茎　干姜一两　附子一枚（生，去皮，破八片）　人
尿五合　猪胆汁一合

上五味，以水三升，煮取一升，去滓，内胆汁、人尿，和令
相得。分温再服。若无胆，亦可用。

[**按语**]"少阴病"示当具"脉微细，但欲寐，手足厥逆"，
"下利"亦属少阴虚寒证。

白通汤证乃阴寒内盛、阴阳格拒的重证。白通加猪胆汁汤证
乃阴盛戴阳、服热药格拒的证治。

《医方考》云："少阴属肾，水脏也，得天地闭藏之令，主禁
固二便，寒邪居之，则病而失体矣，故下利。"白通汤乃四逆汤
去甘草加葱白而成。用葱白通被格于上之阳而下交于肾；用附子
启下焦之阳上承于心；干姜温中土之阳以通上，用量很轻，以速
成通阳之效。名白通汤者，以葱白能通阳气，故名白通。方以抑
阴回阳、宣通上下为治法。若病情趋恶化，加入猪胆汁、人尿咸
苦寒之味，使热药不被寒邪所格拒。引阳入阴，使阳气得以上行
下济，以奏回阳救逆之功效。

[**验案**]

冷秘案

于某，女，70岁。大便艰涩，排出困难，小便清长，四肢不
温；喜热怕冷，时腹中冷痛，伴腰脊酸冷，面色无华，舌淡苔
白，脉沉迟。

证属阳虚体弱，高年体衰，阴寒内生，肠腑传导无力而致冷秘。治宜宣通上下，益阴和阳，温阳通便。师白通加猪胆汁汤意加减：葱白 4 茎，干姜 6g，生附子 10g，麻仁 12g，童便 30mL，猪胆汁 1 个。以仲景煎药法服之。

服药 3 剂，大便正常，诸症悉除。续服 5 剂，病臻痊可。予以食疗法：黑芝麻、胡桃仁、向日葵仁等份，每日 30g 兑入白蜜冲服。(《柳少逸医案》)

妊娠厥逆案

谢某，女，36 岁。1938 年 4 月，起床后精神如常，忽然头晕眼花，跌倒后，即被扶于床上静卧，昏迷不醒。延余往诊：脉伏不见，四肢厥冷，面色白，两颧微红，时有恶心欲吐之状。

因肝肾阳气俱虚，眩晕发厥；阴气下盛，虚阳上浮，致有戴阳征象。问及怀孕日期已经 9 月，白通汤加味主之：黑附片 15g，干姜 9g，炒吴茱萸 6g，公丁香 2.4g，桂枝 9g，葱白 3 茎，炙甘草 6g。

服药后觉胸腹辘辘作响，泻了很多水分。下午往诊，平复如常，次日仍有腹泻，以理中丸加味为治。［云南中医学院学报，1979，(2)：40］

泄泻案

俞某，男，6 个月。1972 年 12 月 19 日住院。家人代诉：患儿已腹泻 13 天，近日腹泻严重。住院检查：营养差，神疲，皮肤弹性差，前囟凹陷，口唇干燥。血象：红细胞 3.2×10^{12}/L，血红蛋白 60g/L，白细胞 3.2×10^9/L，中性粒细胞 0.38，淋巴细胞 0.62。诊断：①单纯性消化不良并脱水；②营养不良Ⅰ～Ⅱ度。前后用过乳酶生、氯霉素、新霉素、补液、葛根芩连汤加味等中西医治疗，仍泻下无度、烦躁不安、口渴、呕吐水样液。翌晨，患儿体温高至 38℃，无涕泪，弄舌，烦躁，口渴，小便不利，面色白，目眶凹陷，睡卧露睛，即紧急会诊。诊见舌苔白腻，脉细数无力。

此为患儿久泻，脾阳下陷，病邪已入少阴，有阴盛格阳之势。病已沉重。予白通加猪胆汁汤：川附片 15g（开水先煨），干姜 4.5g，葱白 2 寸（后下）。水煎 3 次，汤成，将童便 30mL、猪胆汁 6mL，炖温加入，分 6 次服。

12 月 21 日复诊：体温降至正常，泄泻亦减，治以温中散寒、健脾止泻，用附桂理中汤加味。[新中医，1975，（3）：24]

4. 阳虚身痛证

附子汤

[原文] 少阴病，得之一二日，口中和①，其背恶寒者，当灸之，附子汤主之。（304）

少阴病，身体痛，手足寒，骨节痛，脉沉者，附子汤主之。（305）

[方药] 附子汤方

附子二枚（炮，去皮，破八片）　茯苓三两　人参二两　白术四两　芍药三两

上五味，以水八升，煮取三升，去滓。温服一升，日三服。

[词解] ①口中和：口中不渴、不苦、不燥。

[按语]"少阴病"提示具少阴病之本证。少阴阳虚，寒湿阻滞，而见"背恶寒""身体痛、手足寒、骨节痛、脉沉"诸证，法当温经祛寒除湿。方中重用附子温真阳之本，俾温经散寒而镇痛；与人参相伍，回生气之源，达温补以壮元阳；再加白术、茯苓健脾除湿，芍药和血通脉。诸药合用共奏温经散寒通阳之功，以成益气健脾除湿之效，为少阴寒化证之良剂。四逆诸方皆有附子，此方冠以附子汤，意在重用附子。

本方以其强心、消炎、镇痛之药理，常用于风湿性、类风湿

性关节炎而属寒痹者，心血管病、胃肠道病及水肿、眩晕证之阳虚寒盛者，疗效显著。

[验案]

着痹案

董某，女，53 岁。形体虚胖，浮肿，手足寒，关节重着酸痛，痛有定处。舌淡苔腻，脉沉缓。以其"身体痛，手足寒，骨节痛，脉沉者"，即着痹也，乃属附子汤证。处方：制附子 12g，茯苓 15g，红参 10g，白术 20g，白芍 15g。水煎服。服药 5 剂，诸症悉减。原方加薏苡仁 20g，玄驹 10g 续服。又 5 剂，体痛、身冷、浮肿若失，病臻痊可。

此方之效重在附子温真阳之气通行十二经，以冀温经散寒而镇痛；使以白芍营阴血以防附子过燥之弊；参、术、苓，健脾益气，升清降浊以除湿。本案虽云着痹证，然斯方非《类证治裁》之薏苡仁汤所可代也。（《柳少逸医案》）

舌血管神经性水肿案

张某，男，50 岁。舌体胖大麻木，反复发作 5 年余。近又加重，且舌体活动不灵，言语不清。某医院诊为舌血管神经性水肿。服健脾燥湿中药百余剂，只能暂时缓解，停药即发。诊见面色㿠白，形体稍胖，神疲气短，腰酸怯冷，纳少腹胀，便溏，甚时日达十余次，小便频数。舌体胖大盈口，边有齿痕，舌质淡嫩，苔白滑，脉沉细而迟。

证属脾肾阳虚，水湿上泛，浸渍于舌。治宜温肾助阳，健脾除湿。予附子汤加减：制附子（先煎）、茯苓各 20g，党参、白术各 12g，白芍、干姜各 10g。

煎服 5 剂后舌已无麻木感，胃纳渐增，二便次数减少。宗上方出入共服 20 余剂，诸症悉除。随访 2 年，未复发。[新中医，1986，(10)：46]

5. 阳虚水泛证

真武汤

[原文] 太阳病，发汗，汗出不解，其人仍发热，心下悸，头眩，身𭼸动①，振振欲擗地②者，真武汤主之。（82）

少阴病，二三日不已，至四五日，腹痛，小便不利，四肢沉重疼痛，自下利者，此为有水气。其人或咳，或小便利，或下利，或呕者，真武汤主之。（305）

[方药] 真武汤方

茯苓　芍药　生姜（切）各三两　白术二两　附子一枚（炮，去皮，破八片）

上五味，以水八升，煮取三升，去滓。温服七合，日三服。若咳者，加五味子半升，细辛干姜各一两；若小便利者，去茯苓；若下利者，去芍药，加干姜二两；若呕者，去附子，加生姜，足前成半斤。

[词解]

①身𭼸动：身体筋肉跳动。

②振振欲擗地：身体震颤，立不稳欲仆倒状。

[按语] 此乃阳虚水泛的证治，法当温阳利水。

真武汤为温阳利水之剂，主治心下悸、头眩、身𭼸动、振振欲擗地，或腹痛、四肢沉重、下利、脉沉之证。汪苓友称其"专治少阴里寒停水"；张璐称其"本治少阴水饮内结"。本方证系下焦虚寒，水气不化所致。脾肾阳虚，水气不化，泛溢为患。若水气泛滥，上逆凌心，则心下悸；上犯清阳则头眩；水行于上焦胸肺则咳，行于中焦胃腑则呕或下利，行于下焦膀胱则小便不利；水气浸渍四肢，故四肢沉重疼痛、身𭼸动、振振欲擗地；脾肾阳虚，阴寒浸渍胃肠，故腹痛下利。方以附子温补肾阳，助阳以行水；术、苓健脾利水；生姜佐附子之助阳，以宣散水气；芍药和营止痛。诸药合用为温阳化气行水之法。本方与苓桂术甘汤均治阳虚水停，但该方重点在肾，彼在脾。与附子汤同属肾阳不足，水湿之邪为患，该方为下焦虚寒不能利水，彼为下焦阳虚，寒湿之邪留滞于关节经络。

　　四逆、白通、通脉、真武皆为少阴下利而设方。四逆、白通之附子皆生用，唯真武一证熟用。凡附子生用则温经散寒，炮熟则益阳去湿。白通诸汤，以下利为主症，真武汤以寒为主症，故而用药有轻重之殊。且干姜以佐生附为用，生姜以资熟附为用。

　　我国古代天文学家将黄道的恒星区分成二十八个星宿，分成四个区域，每区七宿，各自形成四种动物图案。《书·传》云："四方皆有七宿，可成一形。东方成龙形，西方成虎形，皆南首而北尾；南方成鸟形，北方呈龟形，皆西首而东尾。"四物称之为四象。真武，又名玄武，为四方宿名之一，是北方斗、牛、女、虚、危、室、壁七宿的合称。朱熹云："玄，龟也；武，蛇也。此本虚、危星形似之。"故以星宿形似龟（玄）蛇（武），故称玄武。《医宗金鉴》云："真武者，北方司水之神，以之名汤者，赖以镇水之义也。"《汉方精义》云："名真武者，全在镇定坎水，以潜其龙也。"方具温肾行水之功，犹真武神，能降龙治水，震慑水患，故名"真武汤"。

　　近代临床多应用于心力衰竭水肿、高血压性心脏病水肿、消化系统之胃炎、胃下垂、溃疡病、腹泻等病而具阳虚水停证者，以及慢性肾炎水肿、咳嗽眩晕属阳虚水泛者。

　　陶弘景称此方在《汤液经法》中为小玄武汤（茯苓、芍药、白术、干姜、附子），"治天行病，肾气不足，内生虚寒，小便不利，腹中痛，四肢冷者"。小玄武汤加人参、炙甘草，称之为大玄武汤，又为真武汤与理中丸（人参、甘草、白术、干姜）合方，"治肾气虚疲，小腹中冷，腰背沉重，四肢冷清，小便不利，大便鸭溏，日十余行"。

[验案]

高血压案

赵某，男，56 岁，干部。1978 年 10 月 2 日初诊。头旋目眩，肉瞤心悸，形体肥胖，肢体浮肿，腰膝酸软，小便频而短，大便较稀，胸闷短气，时虚烦懊忱，夜难入寐。查：舌淡红胖、有印痕，苔白薄兼黄，脉沉迟，左关脉弦（血压 190/110mmHg）。

证属肾元不足，阴阳双亏。治宜温肾壮阳，养血益阴。予加味真武汤：制附子 10g，白术 15g，茯苓 12g，白芍 12g，石决明 18g，生龙骨 30g，生牡蛎 30g，杜仲 12g，寄生 12g，枸杞子 15g，生姜 3 片。水煎服。

4 剂后，眩晕、肉瞤、心悸、胸闷、浮肿诸疾悉减，时有心烦，脉沉迟，血压 185/110mmHg。仍宗原法，予上方加莲子心 10g，水煎服。递进 8 剂，诸症豁然，血压仍高，仍宗原意，继服中药。续进 12 剂，诸症悉除，血压稳定。舌淡红，苔薄白，脉沉缓（血压 160/100mmHg）。给予附子 10g，石决明 18g，白芍 10g，夏枯草 10g，水煎服。

两年后追访，血压较稳定，患者每发眩晕，血压稍高，即服附子石决明小方三五剂，而遂病臻愈可。（柳少逸《杏苑耕耘录》）

肾性水肿案

张某，男，30 岁，工人。十余年来面目经常浮肿，下肢间歇性水肿，并觉腰膝酸软，头晕眼花，有蛋白尿及管型。入院检查：血压 120/84mmHg，精神萎靡，面目浮肿，胸腹下肢亦有水肿。舌淡苔白，脉象沉细。尿常规：蛋白（＋＋），管型（＋＋）。

诊断为慢性肾炎（肾病型）。辨证属肾性水肿。投以真武汤加党参、山萸肉、紫苏。

1 个月后，症状减轻，精神好转，胃纳增加。2 个月后，尿化验连续 3 次正常。第 3 个月方中去附子，合参苓白术散治疗，以健脾培本，巩固疗效。共治疗 3 个月，随访 1 年，症状无复发，每天能坚持井下工作 8 小时。[新医学，1976，(6)：293]

6. 下焦不固、滑泻不禁证

赤石脂禹余粮汤

[原文] 伤寒，服汤药，下利不止，心下痞硬。服泻心汤已，复以他药下之，利不止，医以理中与之，利益甚。理中者，理中焦，此利在下焦，赤石脂禹余粮汤主之。复不止者，当利其小便。(159)

[方药] 赤石脂禹余粮汤方

赤石脂一斤（碎） 太一禹余粮一斤（碎）

上二味，以水六升，煮取二升，去滓。分温三服。

[按语] 本条乃御变之法，因变出方。因伤寒误下，致下利不止、心下痞硬者，宜泻心汤；致脾胃虚寒，宜理中丸；而下焦不固，滑泻不禁者，乃脾肾阳虚、下元不固所致，法当涩滑固脱止利，宜赤石脂禹余粮汤主之。方以赤石脂温涩收敛，禹余粮固涩止泻，以期下焦固涩，久利痊可。柯琴云："夫大肠之不固，仍责在胃，关门之不闭，仍责在脾，土虚不能制水，仍当补土……二石皆土之精气所结……用以治下焦之标，实以培中宫之本也……凡下焦滑脱者，以二物为本，参汤调服最效。"此亦经验之谈也。

[验案]

老年下利案

陈某，男，67 岁。1966 年门诊。病者年近古稀，恙患泄泻，屡进温补脾肾诸药，延缠日久，泻总不止。症见形瘦面憔，懒言短气，脉息细弱，舌淡苔白。

病根系久泻滑脱，治应固涩。方用赤石脂禹余粮汤合四神丸、五味异功散加减：赤石脂 24g，禹余粮 18g，肉蔻 9g，党参 15g，白术 9g，茯苓 9g，陈皮 3g，炙甘草 3g，巴戟天 9g。

上方服 5 剂显效，续服 5 剂，诸恙均撤。后予参苓白术散 15 剂，嘱隔日 1 剂。(《伤寒论方医案选编》)

三、少阴热化证

1. 阴虚火旺证

黄连阿胶汤

[原文] 少阴病，得之二三日以上，心中烦，不得卧，黄连阿胶汤主之。(303)

[方药] 黄连阿胶汤方

黄连四两　黄芩二两　芍药二两　鸡子黄二枚　阿胶三两(一云三挺)

上五味，以水六升，先煮三物，取二升，去滓，内胶烊尽，小冷，内鸡子黄，搅令相得，温服七合，日三服。

[按语] 此乃少阴感寒入里，邪随热化的证治。法当滋阴降火。

少阴病得之二三日以上，由于肾阴不足，不能上济心火，心火独亢于少阴之上，致心中烦、不得卧诸症。故方用黄连阿胶汤滋阴清火，为治少阴热化之剂。方中以芩、连之苦以除热；鸡子黄、阿胶之甘以补血；芍药之酸以敛阴泄热。本方与栀子豉汤的虚烦不得卧不同，彼为余邪扰于胸膈，舌上有黄白相间之苔，治宜清透余热；此为阴虚阳盛，水枯火炎之象，治宜滋阴降火。

《古今名医方论》称："此少阴之泻心汤也。凡泻心必藉连、芩。"《绛雪园古方选注》亦称："芩、连泻心也，阿胶、鸡子黄养阴也，各举一味以名其汤者，当相须为用也。"对其方义，《医略六书》则有如下精辟论述："芩连以直折心火，佐芍药以收敛神明，非得气血之属交合心肾，苦寒之味安能使水火升降？阴火终不归，则少阴之热不除。鸡子黄入通于心，滋离宫之火；黑驴皮入通于肾，益坎宫之精，与阿井水相融为胶，配合作煎。是降火归原之剂，为心虚火不降之专方。"

黄连阿胶汤以其主治"心中烦、不得眠"而广用于失眠症，以其育阴清热之功效，而用于脑炎重症、肠伤寒出血、痢疾、暴盲、肝硬化、产后发热、肺结核出血等病。

据陶弘景云：此方为《汤液经法》中之小朱雀汤。为"治天行热病，心气不足，内生烦热，坐卧不安，时下利纯血如鸡鸭肝者方"。此方加人参、干姜，则为《汤液经法》中之大朱雀汤（《伤寒论》中的黄连阿胶汤合干姜黄芩黄连人参汤），"治天行热病重，下恶毒利痢，痢下纯血，日数十行，羸瘦如柴，心中不安，腹中绞急，痛如刀刺方"。

[**验案**]

不寐案

宫某，女，41岁，教师。因任高中班主任，教学压力大，致失眠两年，曾服多种镇静安眠药物不效，故延余诊治。自述入夜则心烦神乱，辗转反侧，难以入寐，挂钟叮当亦烦。伴头晕、耳鸣、健忘、腰膝酸楚、口干少津、舌红、脉细数。

此乃肾阴不足，火旺水亏，心肾不交之候。治宜滋阴降火，交泰心肾。师黄连阿胶汤意化裁：黄连12g，黄芩10g，制白芍10g，鸡子黄1枚，阿胶10g（烊化），制鳖甲10g，制龟板10g，远志10g，莲子心6g。嘱以仲景煎服法用之。

服药5剂，即安然入寐。续服5剂，诸症若失。减二黄之量，加炒枣仁15g，柏子仁15g。服10剂后，欣然相告病臻痊可，予天王补心丹以善其后。（《柳少逸医案》）

肺结核大咯血案

卢某，男，37岁。骨蒸潮热、夜寐多梦、干咳、痰中带血、胸痛已 6 年，经胸透诊为空洞型肺结核。一周前因外感而高热，经服中药后汗出热退。近两天出现大咯血，每次约 300mL，每日 1~2 次，中西药治疗无效。诊见身微热，口渴，便秘，心烦。

证属热邪未清，肺肾阴虚，心肝火旺。治宜滋阴降火止血。处方：黄连 3g，黄芩 10g，白芍 10g，鸡子黄 2 枚（冲），阿胶 30g（烊化），牡丹皮 12g，麦冬 10g，百合 10g，生地 15g，白及 30g，炙冬花 10g，杏仁 10g。

煎服 1 剂咯血即止，后以西药抗痨药物治疗而愈。［黑龙江中医药，1985，（5）：24］

2. 阴虚水热互结证

猪苓汤

［原文］少阴病，下利六七日，咳而呕渴，心烦不得眠者，猪苓汤主之。(319)

若脉浮，发热，渴欲饮水，小便不利者，猪苓汤主之。(223)

阳明病，汗出多而渴者，不可与猪苓汤，以汗多胃中燥，猪苓汤复利其小便故也。(224)

［方药］猪苓汤方

猪苓（去皮） 茯苓 泽泻 阿胶 滑石（碎）各一两

上五味，以水四升，先煮四味，取二升，去滓，内阿胶烊消。温服七合，日三服。

［按语］此乃阴虚有热，水气不利的证治。法当育阴润燥，清热利水。

心烦不得眠，渴欲饮水，小便不利，咳嗽而呕，下利，舌质红，苔薄黄，脉细数，为猪苓汤之适应证。本证为少阴阴虚，水热互结之候。阴虚热扰心神，心烦不得眠；津不上承而渴欲饮水；水热互结则小便不通；水热上逆则咳而呕；偏渗大肠则利。

方以二苓、泽泻淡渗利水，滑石清热利水而不伤阴，阿胶滋阴润燥。诸药合之为育阴润燥、清热利水之剂。

猪苓汤证与黄连阿胶汤证均有心烦不得眠症。但黄连阿胶汤证为邪热与阴虚并重，不兼水气，故以清热育阴为法；而猪苓汤证以水气下利为主，热势较轻，阴虚不重，故以猪苓为主药，功重于利水，辅以清热育阴，故汤名猪苓汤。

猪苓汤方由五苓散去桂枝、白术，加阿胶、滑石而成。二方证皆有脉浮发热，渴欲饮水，小便不利。但猪苓汤证除水停外，尚有阴伤之机伏于内，故用阿胶以益阴。

现代多用于肾积水、肾结石、血尿、乳糜尿、慢性肾盂肾炎、血尿等病。

[验案]

气肿案

吴某，女，47 岁。面睑浮肿，面圆颈粗，胸背肥厚，腹大皮厚而鼓，四肢浮肿，按之皮厚，随按随起，身重体倦，自汗出，时有心烦不得眠。舌淡苔白腻，脉弦细。

证属脾肺气虚，气阻湿滞之候。治宜补益脾肺，渗湿消肿。予以猪苓汤合五皮散易汤治之：猪苓 15g，茯苓 15g，泽泻 15g，阿胶 10g（烊化），滑石 15g，桑皮 15g，姜皮 10g，陈皮 10g，茯苓皮 15g，大腹皮 10g。水煎服。

服药 5 剂，浮肿大减。续服 5 剂，欣然相告，诸症若失，肿消体健。查舌淡红，苔白薄，脉见有力。予以猪苓汤原方加薏苡仁 15g、赤小豆 15g 续服，以善其后。（《柳少逸医案》）

慢性肾炎案

崔某，男，14 岁，学生。1973 年 7 月 15 日初诊。自述患慢性肾炎，眼睑及面部微肿，胫跗俱肿，腰酸体疲，下午两颧潮红，小便短少。舌微红，脉细数。尿常规：蛋白（＋＋），红细胞（＋），白细胞（＋）。

方用猪苓汤：猪苓 12g，茯苓 12g，泽泻 12g，滑石 24g，阿胶 12g（烊化）。清水煎服。

服上方 9 剂，症状好转，尿常规未见异常。停药 7 天后，病又复发，尿蛋白（＋）。再服猪苓汤 6 剂，痊愈。随访 2 年，未有复发。（《伤寒论方医案选编》）

四、少阴咽痛证

1. 阴虚咽痛证

猪肤汤

［原文］少阴病，下利，咽痛，胸满，心烦，猪肤^①汤主之。（310）

［方药］猪肤汤方

猪肤一斤

上一味，以水一斗，煮取五升，去滓，加白蜜一升，白粉^②五合，熬香，和令相得。温分六服。

［词解］

①猪肤，即去掉内层肥白的猪肉皮。

②白粉，即米粉。

［按语］此乃少阴阴虚咽痛的证治，法当滋肾润肺补脾。

此证多因下利而阴虚液泻致阴虚火旺而咽痛，虚火上炎扰胸则胸满，热扰心神则心烦。以猪肤润肺肾之燥，解虚烦之热；白粉、白蜜补脾缓于中。诸药合用，滋肾润肺，益脾生津，润燥而降火，则咽痛诸症可解。

猪肤汤证与猪苓汤证同属少阴热化、阴津受损之证。而猪肤汤证为下利伤阴、虚火上炎所致，而猪苓汤证为少阴阴虚、水热互结于下焦而成。

猪皮胶由猪皮熬胶而成，又名之新阿胶，为阿胶之代用品，对原发性血小板减少性紫癜、再生障碍性贫血、脾功能亢进、各种原因所致贫血及慢性咽炎均有较好的疗效。

[验案]

咽痛案

于某，女，3岁。因初入托儿所不适应，哭叫致咽喉肿痛，伴音哑。屡用胖大海代茶无效。说话、吞咽均咽痛，继而哭闹，且病情日益加重，延余诊治。查咽部红肿，舌红少苔。予以原方猪肤汤，仲景法熬服之。服用一周而愈。此益阴润燥清热之法。成人、小儿均可用之。(《柳少逸医案》)

原发性血小板减少性紫癜案

毕某，女，34岁。两年来自觉疲乏无力，牙龈出血，双下肢反复出现紫斑。近两个月来加重，月经增多，四肢紫斑增多，头痛头晕，惊悸失眠，少食，全身无力，不能参加体力劳动。既往健康。

检查：全身有散在淤点，双下肢有弥散性淤斑，心尖区可闻及收缩期Ⅲ级吹风样杂音，脾在左乳中线肋下1.5cm。出血时间7分钟，凝血时间9分钟；血红蛋白70g/L，红细胞3.2×10^{12}/L，血小板42×10^{9}/L；毛细血管脆性试验阳性。

诊断：原发性血小板减少性紫癜。

服猪皮胶（猪皮胶30g，烊化或做成胶冻，白开水送服，每天2次，28天为1疗程）2个疗程后，临床症状全部消失，能参加劳动，心尖区闻及收缩期Ⅱ级吹风样杂音，脾未扪及，血液检查基本正常。随访一年无复发。[新中医，1979，(4)：33]

2. 客热咽痛证

甘草汤、桔梗汤

[原文] 少阴病二三日，咽痛者，可与甘草汤，不差者，与

桔梗汤。(311)

[**方药**]

甘草汤方

甘草二两

上一味，以水三升，煮取一升半，去滓。温服七合，日二服。

桔梗汤方

桔梗一两　甘草二两

上二味，以水三升，煮取一升，去滓。温分再服。

[**按语**]　此乃少阴客热咽痛的证治，法当清热利咽。生甘草清热解毒，咽部轻微肿痛者，可一味甘草以愈之。若效不显，可佐桔梗以开肺利咽，名桔梗汤。后世名甘桔汤，为治咽喉痛之基本方。后世治咽喉肿痛诸方，多由此方加味而成。

甘草汤与猪肤汤同属热性咽痛之用方。但甘草汤适用于实热证，猪肤汤适用于虚热证。

甘草汤仅甘草一味，有明显的抗炎、抗消化性溃疡、解痉、护肝、抗病毒、镇咳祛痰及类肾上腺皮质激素样作用，同时有抑制抗癌药物毒副反应的作用。

桔梗汤对于咽炎、扁桃体炎、食道炎、肺脓肿有很好疗效，临床上多以其加味而用治。

[**验案**]

急喉喑案

于某，女，13岁。近因感冒，喉内不适，干痒而咳，音低而粗，声出不利，继而喉内灼热疼痛，伴发热恶寒，头痛，体痛等症。喉部红肿，舌质红，苔白兼黄，脉浮数。证属热邪蕴结于喉，脉络痹阻，而致急喉喑。治宜清热解毒，消肿开结。师桔梗汤加味：桔梗10g，生甘草15g，金果榄6g。水煎服。患者服用一周而病愈。

盖因一味甘草汤，为清热利咽之小剂，而合入桔梗，《珍珠囊》称其"与甘草同行，为舟楫之剂"，可直达咽喉，故桔梗汤又称"甘桔汤"，为疗咽喉肿痛要方。业师牟永昌公临证多以桔梗汤佐苦寒清热解毒之金果榄。并告云：京戏演员多以金果榄代茶，以防喉喑。(《柳少逸医案》)

十二指肠溃疡案

王某，男，25岁，已婚，军人。1956年10月4日入院。经常空腹时或晚间上腹部疼痛，饭后感到舒适。经钡餐检查，诊断为十二指肠球部溃疡。曾住某医院，采用西医疗法治疗70余天，上腹部疼痛及吐酸、吐饭减轻而出院。出院3个月，又因胃痛、吐酸、吐饭逐渐加重而再次入院。检查：发育正常，营养中等，右上腹部有明显压痛，肝脾未扪及。钡餐检查示：十二指肠球部溃疡。

采用甘草汤180mL，饭前空腹时服，每日3次。并用2%普鲁卡因20mL，每日3次内服。

治疗40余天后，钡餐复查，溃疡愈合，于11月24日出院。[浙江中医杂志，1957，(11)：21]

肺痈案

林某，患咳嗽，胸中隐隐作痛，经过中西医调治均不见效，后延余往诊。见其吐痰盈盆，滑如米粥，腥臭难嗅，右寸脉滑数，舌质微绛。查其所服中药，大约清痰降火，大同小异而已。余再三考虑，药尚对证，何以并不见效？必系用量太轻。余照桔梗汤加味施以重剂，甘草四两、桔梗二两、法夏六钱、白及粉五钱、炙紫菀三钱。是日下午服药一剂，病已减轻大半，至夜半已觉胸中痛减，嗽稀痰少。

次日早晨复诊，患者自谓病已减大半，余复按其脉微数，舌中部微现白苔。患者曰：我服药多次，未见药量如是之多，见效亦未得如是之速，请问其故？余谓前医轻描淡写，药品驳杂。非用原方之重剂焉能为力？益以白及粉填补漏孔，法夏消痰降气，炙紫菀清火宁金，所以幸能见效也。是日复诊，予以甘桔汤分量减半，白及粉再加三钱，余药仍旧，连服三剂而愈。(《伤寒方用荟萃》)

3. 咽伤溃破证

苦酒汤

[原文] 少阴病，咽中伤，生疮，不能语言，声不出者，苦酒汤主之。(312)

[方药] 苦酒汤方

半夏（洗，破如枣核）十四枚　鸡子一枚（去黄，内上苦酒，着鸡子壳中）

上二味，内半夏著苦酒中，以鸡子壳置刀环中，安火上，令三沸，去滓，少少含咽之。不差，更作三剂。

[按语] 此乃少阴病咽伤溃破的证治。法当清热涤痰，敛疮消肿。

咽中溃疡，概由痰火郁结而致，故方中以半夏涤痰散结，鸡子清润燥利咽，苦酒（醋）敛疮消肿。半夏得鸡子清，有利窍通声之功，无燥津涸液之虑；半夏得苦酒，辛开苦泄，能加强敛疮消肿之功。取药少许含咽，可使药物持续作用于咽部，以增疗效。

苦酒汤与桔梗汤同属热性咽痛用方。桔梗汤纯属热邪客于少阴经输所致咽痛；苦酒汤则因痰火郁结于少阴之经，故除咽痛外，尚伴咽部溃烂。

[验案]

风热喉痹案

姜某，女，12岁。三日前患感冒，服药好转。一日后咽喉肿痛，咽部红肿，喉底有颗粒突起，喉核肿胀不明显。舌苔微黄，脉浮数。此乃风热邪毒犯咽所致，治宜疏风清热、解毒利咽，予苦酒汤。如仲景法服之。三日病愈。（《柳少逸医案》）

4. 客寒咽痛证

半夏散及汤

[原文] 少阴病，咽中痛，半夏散及汤主之。（313）

[方药] *半夏散及汤方*

半夏（洗） 桂枝（去皮） 甘草（炙）

上三味，等分，各别捣筛已，合治之。白饮和，服方寸匕，日三服。若不能散服者，以水一升，煎七沸，内散两方寸匕，更煮三沸，下火，令小冷，少少咽之。半夏有毒，不当散服。

[按语] 此乃少阴客寒咽痛的证治。方中有半夏、桂枝、甘草三味，为辛温之剂。知此咽痛当属风寒客于少阴，兼痰湿阻络。虽咽痛必不红肿，苔白而滑，且必伴恶寒气逆、痰涎多等症。故用此方，以奏散寒通阳、涤痰开结之功。现代临床上多用于慢性咽炎、声带水肿、扁桃体炎、口腔溃疡等上呼吸道炎性疾病。

[验案]

慢喉瘖案

张某，女，34岁，教师。往有慢性咽炎史。耳鼻喉科诊为咽炎、声带小结。近因高考辅导课增多而加重。声嘶日久，讲话费力，喉内不适，有异物感，以清嗓求缓，伴胸闷短气。查舌质暗滞，脉涩。

证属气滞血瘀痰凝之候。治宜行气活血、化痰开音之法。师半夏散及汤意化裁：姜半夏10g，桔梗10g，陈皮10g，炒枳实10g，肉桂3g，炙甘草6g。水煎服。

服用3剂，诸症悉减。续服5剂，声嘶愈，咽部微有异物感。

予上方加乌梅6g，制成散剂，每次30g代茶饮。

按：慢喉瘖，指久病声音不扬、嘶哑失音之疾，又称久瘖。此案所处半夏散及汤方，实乃寓甘草汤、桔梗汤及《活法机要》之桔梗汤（桔梗、姜半夏、陈皮各十两，炒枳壳五两，为粗末，每服二钱，加生姜五片，水煎服）众方之效。余名之为"加味甘桔汤"。尚可用于治疗咳嗽、肺痈而见气滞血瘀痰凝证者。（《柳少逸医案》）

急性咽炎案

王某，男，43岁，工人，1980年2月3日初诊。患咽痛3年，加剧7天。患者于1978年患过急性咽炎，经西药治疗后，咽喉疼痛有所减轻，但未能根治，致成慢性咽炎。最近7天来因感冒，咳嗽、咽痛加重，曾用过青、链霉素，四环素，以及中药清热解毒、养阴润肺、清利咽喉等方未效，反见纳呆脘痞，畏寒乏力，口干渴而不欲饮。察其咽喉，色紫暗，咽后壁有数个淋巴滤泡增生。自觉吞咽困难，痰多胸闷，腰酸背痛，小便清长，大便稀溏。舌质淡，苔白而润，脉沉细。钡剂透视检查排除食道占位病变。

四诊合参，显示风寒外束，失于宣散，苦寒早投，阴柔过用，致寒邪内闭，客于少阴，上逆而成少阴咽痛之证。治宜辛温散邪，拟仲景《伤寒论》半夏散及汤加减：制半夏、桂枝、炙甘草、桔梗、熟附子各10g，细辛3g。2剂。

2月5日二诊：咽痛减轻，痰多胸闷、咽喉梗塞感已除，大便转实。效不更方，原方加千层纸5g、玄参10g，拒阴固阳以利咽喉，2剂。

2月7日三诊：诸症消除，唯咽后壁淋巴滤泡增生仍存，虑其平素腰酸背痛，慢性咽炎是由精气虚不能上承所致。嘱服金匮肾气丸，早晚各一丸，连服一个月，以巩固疗效。后咽后壁淋巴滤泡增生消失，咽痛不作，数年痼疾痊愈。［新中医，1984，

(11)，19]

五、少阴兼太阳证

1. 少阴病兼表证

麻黄细辛附子汤

[原文] 少阴病，始得之，反发热，脉沉者，麻黄细辛附子汤主之。(301)

[方药] 麻黄细辛附子汤方

麻黄二两（去节）　细辛二两　附子一枚（炮，去皮，破八片）

上三味，以水一斗，先煮麻黄减二升，去上沫，内诸药，煮取三升，去滓。温服一升，日三服。

[按语] 此乃少阴病兼表的证治，法当温经解表。

沉脉主里，为少阴虚寒之确据。少阴病反发热，为外感寒邪。此证为少阴兼表证，故以麻黄发汗解表寒，附子温经扶阳，细辛散逐里寒，阳气一振则愈。

麻黄细辛附子汤乃为太少两感证而设之方，属温阳散寒之剂。王晋三在《绛雪园古方选注》中称"此从里达表，由阴出阳之剂"；钱潢在《伤寒溯源集》中称此方"为温经散寒之神剂"。《医贯》有"头痛连脑者，此系少阴伤寒，宜本方"的记载；《张氏医通》有治"暴哑声不出，咽痛异常，卒然而起，或欲咳而不能咳，或无痰，或清痰上溢"的论述。近代多用以治疗面神经麻痹、三叉神经痛及阳虚型病态窦房结综合征、咳喘、急性肾炎等杂病。

[验案]

三叉神经痛案

左某，女，43岁。右侧三叉神经痛年余，曾用针灸等中西医治疗罔效。延余诊治。患者主诉疾病早期，疼痛时间短暂，间歇期较长，发作次数少，近三个月发作次数增多，逐渐频繁，疼痛越来越重，呈突然闪电样剧烈疼痛，且遇冷痛剧，得热则痛减。发作时面色苍白，按摩局部则稍减。舌淡红，苔薄白，脉沉细而弦。

此乃寒邪上犯清窍，停滞于阳明、少阳经，寒邪凝滞收引而致面痛。治宜温经散寒、搜风通络之剂，佐以和营濡筋之药。师麻黄细辛附子汤加味：生麻黄 10g，细辛 3g，制附子 10g，白芷 10g，川芎 10g。水煎服。早、晚冲服止痉散（全蝎、蜈蚣等分）各 1.5g。

用药一周，诸症悉减。续服一月，病臻痊可。予以麻黄细辛附子汤研粗末，每日 30g 煎服，以防复发。（《柳少逸医案》）

2. 少阴病兼表轻证

麻黄附子甘草汤

[原文] 少阴病，得之二三日，麻黄附子甘草汤微发汗，以二三日无里证，故微发汗也。（302）

[方药] 麻黄附子甘草汤方

麻黄二两（去节） 甘草二两（炙） 附子一枚（炮，去皮，破八片）

上三味，以水七升，先煮麻黄一两沸，去上沫，内诸药，煮取三升，去滓。温服一升，日三服。

[按语] 此乃少阴兼表轻证的证治，仍法当温经解表。

由于本条较上条证势较缓，亦见有"反发热，脉沉"之证，所以用麻黄附子甘草汤。此为少阴感寒的微发汗法，故于前方去细辛之辛散，加甘草之甘缓。"无里证"是指无下利清谷等里虚寒证，表明里虚尚不太甚，故可微发其汗。"无里证"是该方与麻黄细辛附子汤证用药鉴别要点。故而王晋三称："少阴无里证，欲发汗者，当以熟附固肾不使麻黄深入肾经劫热为汗，更妙在甘草缓麻黄于中焦，取水谷之津液为汗，则内不伤阴，邪从表解，必无过汗亡阳之虑。"

本方现代临床应用与麻黄细辛附子汤基本相同。临证已用于感冒失音、周身无汗、咽痛、嗜睡、水肿之见阳虚证者。而对肺源性心脏病属阳虚者，心律失常型冠心病及病毒性心肌炎亦有良好疗效。

[验案]

阳虚咽痛案

何某，男，48 岁。自述从 1975 年 3 月开始，自觉咽喉灼热疼痛，吞咽不适，经西医检查，确诊为"咽炎"。用四环素、土霉素等抗生素治疗近 1 月，疗效不显著，遂改服中药，服用近百剂。查所服方药，不外清热解毒、滋阴润燥一类，如玄麦甘桔汤加马勃、射干、山豆根、板蓝根等，或地黄丸加味，疗效仍不佳。再经成都某医院检查，仍系慢性咽炎。按医嘱从未间断中西药物治疗，但疼痛、梗阻未见好转。现症：咽喉疼痛，自觉牙龈肿痛、口唇内外灼热干燥，头晕重痛，身倦无力，精神不振。舌淡苔腻，脉沉弱，咽部不红不肿，齿不动摇，牙龈亦不红肿，扪之口唇不热，舌润多津。

此证系起于风热，过用苦寒，使真阳受损，火不归原，虚阳上浮之证。投以麻黄附子甘草汤和三物小白散加枳实、桔梗、薏苡仁，温经通阳，降逆散结。

连进 2 剂，头痛大减，咽痛稍轻，但牙龈肿痛、口唇干燥仍自觉如故，脉沉弱。系病重药轻之故，非大辛大温之剂不能驱散凝滞之阴寒。改用麻黄细辛附子汤加桔梗、甘草。嘱服 2 剂。

三诊时诸症基本消失，阳和护布，阴寒已散，上方不能再进，恐矫枉过正。宜扶阳益阴。改用芍药甘草附子汤。仍服 2 剂。

四诊时身无不适，仅喉间似觉有痰，偶有清稀痰涎咳出，脉沉有力，舌苔白腻。此乃下焦阳气来复，寒痰未尽征象。改用真武汤全方 4 剂，寒痰尽而阳气复。停药观察 3 月，未见复发。（《伤寒论方医案选编》）

痛痹案

范某，男，38 岁。去年隆冬上山砍柴，因忽下大雪而冒风雪返家。翌日遂感双肩疼痛，关节屈伸不利。舌苔白，脉浮而弦。

证属风寒湿邪留滞经络，气血运行受阻而致痛痹。师麻黄附子甘草汤意予之：生麻黄 12g，制附子 12g，川羌 10g，片姜黄 10g，炙甘草 10g。水煎服。

服药 5 剂，疼痛缓解，肩关节尚可活动。予上方去川羌，加桂枝 12g，制白芍 30g，生姜、大枣各 10g，乃合入和营卫之桂枝汤法，以期和营卫、调气血，以冀痹除痛解。续服 5 剂，告愈。（《柳少逸医案》）

少阴病小结

少阴病本证，分寒化证和热化证。

寒化证乃心肾阳虚，寒邪偏盛，故以"脉微细，但欲寐"为审证提纲。阳衰阴盛而致下利厥逆者，治宜四逆汤和四逆加人参汤；少阴阳衰，阴寒内盛，虚阳外越则宜通脉四逆汤，或通脉四逆加猪胆汁汤；若阴盛格阳于上，而见下利、脉微者，则宜白通汤或白通加猪胆汁汤；若阳虚身痛、关节痛、手足寒者，主以附子汤温经散寒、通阳除湿；而真武汤，则为治下焦虚寒，水气不化之候而设之方；若下焦不固，滑泻不禁者，当以赤石脂禹余粮汤主之。

热化证为阴虚阳亢之证。若阴虚阳亢，致心中烦、不得卧者，主以黄连阿胶汤；而阴虚火旺，致心烦不眠、渴欲饮水、小便不通、或咳或呕、下利者，主以猪苓汤；大凡少阴咽痛证，虚热咽痛主以猪肤汤，客热咽痛主以甘草汤或桔梗汤，痰浊阻闭咽痛主以苦酒汤。

尚有少阴兼太阳证之麻黄细辛附子汤证和麻黄附子甘草汤证，前者为少阴兼表重证，后者为少阴兼表轻证。

第六章　厥阴病证治

一、提纲

[原文] 凡厥者，阴阳气不相顺接，便为厥。厥者，手足逆冷者是也。(337)

厥阴之为病，消渴，气上撞心①，心中疼热②，饥而不欲食，食则吐蛔，下之利不止。(326)

[词解]

①气上撞心：自觉胃脘部有一股气体上行冲逆。

②心中疼热：即胃脘部灼痛感。

[按语] 此乃厥证病理机制与证候特点。厥阴病多为外感疾病的后期，病情较为复杂，大体可分为以下几种：①邪从寒化，吴茱萸汤证，当归四逆汤证；②邪从热化（《伤寒论》论述欠详）；③邪热内陷，心包之火上炎而为上热，火不下达而下寒，见寒热错杂的证候（如326条，厥阴病上热下寒证）；④气郁不舒的四逆散证。上述证候，虽互不相同，变化复杂，但有一个共同点，即四肢厥逆。

邪入厥阴，邪正斗争较剧，可出现厥热胜复情况，即厥与热交替出现。若正盛邪却，则厥少热多，阳气渐复，其病向愈；若邪盛正虚，则厥多热少，阳气渐衰，其病为进。

326条为厥阴病上热下寒证的提纲。本条厥阴病，属上热下寒、寒热错杂之证。厥阴病，阴阳交争，故寒热互见。厥阴受邪，邪从阴化寒，从阳化热，正邪交争，邪胜则病进，正复则病退。故厥阴病概属寒热胜复、阴阳错杂之证。此为本病之实质。

二、厥阴寒证

1. 寒逆干呕头痛证

吴茱萸汤

[**原文**] 干呕，吐涎沫，头痛者，吴茱萸汤主之。(378)

[**方药**] 吴茱萸汤方

吴茱萸一升（洗） 人参三两 生姜六两（切） 大枣十二枚（擘）

上四味，以水七升，煮取二升，去滓。温服七合，日三服。

[**按语**] 此乃肝寒犯胃的证治。治宜暖肝和胃，温中降逆，平冲止呕。

邪从寒化，阴寒内盛，浊阴上逆而致"干呕、吐涎沫、头痛"诸症。有声无物谓之哕，为肝寒犯胃、浊阴上逆而致；胃阳不布，而吐涎沫；肝脉与督脉会于颠顶，肝经寒邪循经上冲则头痛。方以吴茱萸暖肝和胃；配生姜宣散寒邪，降逆止呕；人参、大枣补虚和中。诸药合用，以奏温降肝胃、泄浊通阳之功。为治疗寒逆干呕和肝寒头痛的有效方剂。柯琴在《伤寒附翼》中称"少阴吐利，手足厥冷，烦躁欲死者，此方主之"，并誉"此拨乱反正之剂，与麻黄附子之拔帜先登，附子真武之固守社稷者，鼎足而立也"；而《医方集解》称"此足厥阴少阴阳明药也"；《绛雪园古方选注》称"吴茱萸汤厥阴阳明药也"；《医学衷中参西录》称"吴茱萸汤之实用，乃肝胃同治之剂也"。应用此方，《皇汉医学》有治头痛、《伤寒解惑论》有治厌食的案例。而现代中医学杂志则有运用吴茱萸汤治疗呕吐、呃逆、痢疾、眩晕及神经官能症、神经性呕吐、上消化道肿瘤的临床报道。

《伤寒论》中应用吴茱萸汤证共三条：一为阳明"食谷欲呕"（243 条）；一为少阴"吐利，手足逆冷，烦躁欲死"（309 条）；

一为本条"干呕，吐涎沫，头痛"。三条见症虽不同，但阴寒内盛、浊阴上逆病机一致，故均治以吴茱萸汤。

吴茱萸汤现在广泛用于临床，常用于急慢性胃炎、胃溃疡、胆囊炎、肝炎、胃结核、胃癌、瀑布状胃等消化系统疾病；高血压、心脏病等循环系统疾病；以及神经系统的头痛、泌尿生殖系统的肾炎、尿毒症及妊娠恶阻、子痫等以干呕、吐涎沫、头痛为主症者。

[验案]

神经性呕吐案

运某，女，25岁，工人。1976年4月16日初诊。间断呕吐一年余。于一年前开始呕吐，最初症状较轻，自己和家人以为饮食不当所致，未予治疗。但呕吐日益加重，方始求医，某医院诊断为：神经性呕吐。经中西医多方治疗，症状不见好转。症见：每每饭后即吐，特点为一口一口吐少量食物和稀水。吐出物淡而无味，吐前无恶心，也不痛苦。食欲尚可，二便正常，一般情况尚好，但伴有周身无力。脉沉，舌淡苔白。

证属脾胃虚寒，寒气客于胃，久恋不去，升降失司，故胃气上逆而呕。治宜温中补虚，降逆止呕。处方：吴茱萸9g，太子参15g，生姜9g，大枣5枚，半夏15g，茯苓15g。

上方服3剂症除。原方再服2剂以巩固疗效。1年后随访，一直未发作。[新中医，1978，(1)：31]

笔者尚治莱阳卫校一内科教研室张姓女教师，患神经性呕吐一年，以吴茱萸汤原方2剂而愈。

2. 血虚寒凝致厥证

当归四逆汤

[原文] 手足厥寒，脉细欲绝者，当归四逆汤主之。(351)

[方药] 当归四逆汤方

当归三两　桂枝三两（去皮）　芍药三两　细辛三两　甘草

二两（炙） 通草二两　大枣二十五枚（一法十二枚）

上七味，以水八升，煮取三升，去滓。温服一升，日三服。

[**按语**] 此乃血虚寒凝致厥的证治。法当养血散寒，温经通脉。

本证之手足厥寒，既不同于阴虚寒盛之寒厥的四逆汤证，也不同于热邪郁遏之热厥的白虎汤证（伤寒脉滑而厥者，里有热，白虎汤主之），此乃血虚寒滞致厥。血虚寒凝，血脉不畅故"脉细欲绝"。正如许宏所述："阴血内虚，则不能荣于脉，阳气外虚，则不能温于四末，故手足厥寒、脉细欲绝也。"方以当归、芍药养血和营，桂枝、细辛温经散寒，甘草、大枣补中益气，通草通行血脉，诸药合用具养血散寒、温经通络之功。

当归四逆汤实为桂枝汤去生姜倍用大枣，加当归、细辛、通草而成。本方主治为厥寒，虽不用干姜、附子，亦以四逆名之，因其为血虚寒凝，所以冠以当归，以别于姜附四逆。《谦斋医学讲稿》称此方"系温肝祛寒，养血通脉之剂"。而《伤寒论三注》更有"圣人立四逆汤，全从回阳起见；四逆散，全从解表里之邪起见；当归四逆，全在养血通脉起见，不欲入一辛热之味，恐其劫阴也"的分析。

现代研究表明，本方有扩张冠状动脉、增加机体耐缺氧能力，以及抗炎、镇痛、解痉的作用。适用于血管性头痛、坐骨神经痛、血栓闭塞性脉管炎、多形红斑、冻疮等多种皮肤病及妇科疾病。

[**验案**]

血栓闭塞性脉管炎案

王某，男，72岁。一月前感右侧下肢沉重酸痛、麻木感，继则趺阳脉（足背动脉）搏动消失，且疼痛难忍，夜间尤甚。遂去医院就诊，诊为血栓闭塞性脉管炎，予以西药治疗。三日前，患肢肤色暗红，继而青紫至膝下。急来院治疗，外科意见截肢，患者以其高龄拒绝手术，遂要求中药治疗。查舌苔薄白，舌质紫暗，脉沉细而涩。

此乃血虚寒凝之证，予以当归四逆汤合桂枝加附子汤治之：当归60g，桂枝20g，赤芍30g，白芍30g，细辛3g，木通15g，制附子120g（先煎煮2小时），地龙20g，土鳖虫60g，水蛭15g，生甘草20g，生姜10g，大枣12枚。水煎服。因余当日晚要坐火车去济南，嘱服2剂以观后效。

服药2剂，疼痛大减，患肢青紫退至膝。其子来院开方取药，诸医均以附子超量拒之，其子即去药店取之，续服6剂。待余返院，其子欣然相告，药仅8剂而愈。（《柳少逸医案》）

按：近代运用当归四逆汤，多以木通代通草，但现代研究表明，关木通、广防己含有马兜铃酸，可致肾毒害，故临床当慎用。而余在临床中多选用小木通、五叶木通、三叶木通、白木通，以及汉防己、木防己。

3. 血虚寒厥兼里寒证

当归四逆加吴茱萸生姜汤

[原文] 若其人内有久寒者，宜当归四逆加吴茱萸生姜汤。（352）

[方药] **当归四逆加吴茱萸生姜汤方**

当归三两　芍药三两　甘草二两（炙）　通草二两　大枣二十五枚（擘）　桂枝三两（去皮）　细辛三两　生姜半斤（切）吴茱萸二升

上九味，以水六升，清酒六升和，煮取五升，去滓。温分五服。（一方，水、酒各四升）。

[按语] 此乃血虚寒厥兼里寒的证治。法当养血通脉，温阳祛寒。本方证与当归四逆汤证皆属血虚寒凝所致，均有手足厥冷、脉细欲绝之脉证，但本方证兼素肝胃有寒使然，故尚有吐利、脘腹冷痛等寒证。本方由当归四逆汤加吴茱萸，从上达下，

暖肝散寒，生姜宣泄寒邪，再以清酒和之，则阴阳调和，且散寒不助火，养营血而不滞邪，实为厥阴营虚、内有久寒之良剂。

古为今用，本方现广验于临床，加减治疗雷诺综合征、心功能不全、胃及十二指肠溃疡、慢性胃炎、幽门痉挛、红斑狼疮、硬皮病、坐骨神经痛、骨关节炎、类风湿关节炎、血栓闭塞性脉管炎、疝气、痛经、月经不调、冻疮、阳痿等病。

［验案］

冻疮案

齐某，男，9岁。两脚满生冻疮。据云：患此已两年余，多方调治，均未获效。其症初患时稍痒，后渐肿痛发热，掌不能落地，至夏天患处结疤痕，后又发烂痛痒，苦闷已极。治冻疮及杀菌消肿之中西药，用过多种无效。至余诊时，所见症状：患处皲裂疼痒，表面浮起，摸之如有痛脓，行走时只能用两脚趾履地，扶杖慢跛数步而已。

方用当归四逆加吴茱萸生姜汤：当归9g，白芍9g，桂枝9g，木通6g，细辛2.4g，甘草3g，吴茱萸4.5g，生姜9g，大枣4枚。水煎服，4剂。

外涂药：川芎3.6g，蜀椒2.4g，白芷1.2g，防风1.2g，青盐1.2g。用不下水猪脂，煎至白芷焦黄色，去药滓再熬煎一刻钟，用瓷杯盛之，放冷水内浸凉，时刻涂搽患部。

经治一周，步履如常人，迄今未曾复发。　［江西中医药，1954，（1）：71］

三、寒热错杂证

1. 蛔厥证

乌梅丸

［原文］伤寒，脉微而厥，至七八日肤冷，其人躁无暂安时

者，此为脏厥，非蛔厥也。蛔厥者，其人当吐蛔，今病者静而复时烦者，此为脏寒，蛔上入其膈，故烦，须臾复止，得食而呕，又烦者，蛔闻食臭出，其人常自吐蛔。蛔厥者，乌梅丸主之。又主久利。（338）

[方药] 乌梅丸方

乌梅三百枚　细辛六两　干姜十两　黄连十六两　附子六两（炮，去皮）　当归四两　黄柏六两　桂枝六两（去皮）　人参六两　蜀椒四两（出汗）

上十味，异捣筛[①]，合治之，以苦酒渍乌梅一宿，去核，蒸之五斗米下，饭熟捣成泥，和药令相得，内臼中，与蜜，杵二千下，丸如梧桐子大。先食饮服十丸，日三服。稍加至二十丸。禁生冷、滑物、臭食等。

[词解] ①异捣筛：指把药物分别捣碎，筛出细末。

[按语] 此为脏厥、蛔厥的辨别及蛔厥的证治。法当滋阴泄热，安蛔止痛。

伤寒脉微而厥，是脏厥和蛔厥的共同见症，是阳气虚衰，不能敷布而致。蛔厥有吐蛔之症，因胃热肠寒，蛔上入膈则呕烦，乃寒热错杂之候。当以乌梅、苦酒（醋）之酸，连、柏之苦，姜、辛、归、附、椒、桂之辛，安蛔温脏而止其厥。此即"蛔得甘则动，得苦则安"，"闻酸则静，得辛热则止"之谓也。

《医方集解》称"此足阳明厥阴之药也"；《医门棒喝》称"乌梅丸为厥阴正治之主方也"。更有甚者，柯琴在《伤寒来苏集》中将此誉为"厥阴之治法也"。尚云："仲景之方，多以辛甘、甘凉为君，独此方用酸收之品者，以厥阴主肝而属木。《洪范》云：'木曰曲直，曲直作酸。'《内经》曰：'木生酸，酸入肝，以酸泻之，以酸收之。'君乌梅之大酸，是伏其所主也，佐黄连泻心而除痞，黄柏滋肾以除渴，先其所因也。肾者，肝之母，椒、附以温肾，则火有所归，而肝得所养，是固其本也。肝欲散，细辛、干姜以散之。肝藏血，桂枝、当归引血以归经也。寒热并用，五味兼收，则气味不和，故佐以人参调其中气。以苦酒浸乌梅，同气相求，蒸之米下，资其谷气，加蜜为丸，少与而渐加之，缓以治其本也。"

本方与三泻心汤虽均属于寒热并用之方，但三泻心汤辛开苦泄，专用于胃肠；而本方酸甘苦辛多味，刚柔相济，为"治厥阴、防少阳、护阳明之全剂"。

据药理及临床研究表明，本方现多用于胆道蛔虫、蛔虫性肠梗阻、慢性胃炎、脾曲综合征、十二指肠淤积症、十二指肠球部溃疡、急慢性痢疾、慢性结肠炎、直肠息肉、血吸虫病、肺心病、病态窦房结综合征、高血压、破伤风、中毒性脑病后遗症、乙脑后遗症、癫痫、血管神经性头痛、耳源性眩晕、胃肠神经官能症、自主神经功能紊乱、神经性呕吐、癔病、感染性休克、盆腔炎、功能性子宫出血、妊娠恶阻、宫颈癌术后呕吐、慢性角膜炎、角膜溃疡、白癜风、寻常疣、鸡眼等多种疾病，而见寒热错杂证者，均有较好疗效。

[验案]

寒热错杂之脘痛

徐某，女，39岁。往有慢性胃炎、肠炎史。近几日大便溏，日3～4次，小腹冷痛，胃脘灼痛，嗳气频作，心烦易乱，舌红，苔黄白相兼，脉右关沉细，左关弦大。

此乃脏寒腑热之候，故予以乌梅丸易汤化裁：乌梅12g，干姜6g，黄连6g，黄芩10g，制附子12g，桂枝12g，红参12g，当归10g，蜀椒6g，炙甘草6g。水煎服。

服药5剂，诸症悉减，予以上方加炒白术15g，枳实6g。续服5剂，肠胃无不适，嘱服补脾益肠丸、乌梅丸以善其后。(《柳少逸医案》)

胆道蛔虫病案

李某，男，12岁。于1958年3月2日急诊入院。自诉上腹部剧痛已25天，疼痛呈阵发性，发作时患儿蜷伏呼号，痛苦万状，间歇时则无所苦，并见呕吐，有时吐出蛔虫。腹部柔软，上腹部有明显压痛。诊断为"胆道蛔虫症"，即进行手术，从胆总管及两侧肝管中取出蛔虫共37条，并用"T"型管作胆总管引流。术后症状完全消失。第12天拔出插管。但至术后第14天又发生与手术前完全相同的症状，呕吐时又吐出蛔虫，诊为蛔虫再度钻入胆道，建议病人再次手术，为其家长拒绝，即延请中医会诊。

给予乌梅丸治疗，每次1.5g，每天3次。

服药第一天症状减轻，3天后疼痛完全消失。即服山道年驱虫，驱出蛔虫40余条。经半年追踪观察，患儿情况良好，无类似症状发生。［中医杂志，1958，（10）：687］

2. 上热下寒吐利证

干姜黄芩黄连人参汤

[**原文**] 伤寒本自寒下[①]，医复吐下之，寒格[②]，更逆吐下。若食入口即吐，干姜黄芩黄连人参汤主之。（359）

[**方药**] 干姜黄芩黄连人参汤方

干姜　黄芩　黄连　人参各三两

上四味，以水六升，煮取二升，去滓。分温再服。

[**词解**]

①寒下：虚寒下利。

②寒格：指上热下寒相格的证候。

[**按语**] 此乃误吐伤胃，误下伤脾，胃热脾寒，寒热相格的证治。法当苦寒泄降，辛温通阳。

此因误用吐下，脾胃更伤，阴寒格阳，拒食不纳所致寒热格拒的证治。本方由半夏泻心汤去半夏、甘草、大枣组成。方以芩、连泄热于上，吐逆可除；干姜温中助阳，则下利可止；人参以补胃气，则阴阳升降复常，而寒热格拒自愈。以干姜冠名者，乃取干姜之温能除下寒，而辛烈之气又能开格纳食也。

本方现多用于消化系统疾病之急慢性肠炎、痢疾等病而见上热下寒证者。

[验案]

慢性胃炎案

盖某，男，43 岁。1974 年 6 月 10 日初诊。素有胃脘痛病久，呕吐吞酸，食少乏味，胸胁及脘腹胀满。每因情绪变化而剧。近因恚怒而病剧，恶心，脘腹胀满，完谷不化，口舌生疮，腹部怕冷喜暖，便溏。舌苔白腻，脉弦紧。

辨证为胃热肠寒之寒热格拒。予以干姜黄芩黄连人参汤加海螵蛸。3 剂症减，继服 3 剂而愈可。（《柳吉忱医疗经验集》）

3. 上热下寒阳郁证

麻黄升麻汤

[原文] 伤寒六七日，大下后，寸脉沉而迟，手足厥逆，下部脉①不至，咽喉不利，唾脓血，泄利不止者，为难治，麻黄升麻汤主之。(357)

[方药] 麻黄升麻汤方

麻黄二两半（去节）　升麻一两一分　当归一两一分　知母十八铢　黄芩十八铢　葳蕤十八铢（一作菖蒲）　芍药六铢　天门冬六铢（去心）　桂枝六铢（去皮）　茯苓六铢　甘草六铢（炙）　石膏六铢（碎，绵裹）　白术六铢　干姜六铢

上十四味，以水一斗，先煮麻黄一两沸，去上沫，内诸药，煮取三升，去滓。分温三服。相去如炊三斗米顷，令尽。汗出愈。

[**词解**] ①下部脉：从寸口脉讲当是尺脉，人三部说当是足趺阳脉和太溪脉。

[**按语**] 此乃肺热脾寒、上热下寒、正虚阳郁的证治。法当发越郁阳，清上温下。

下后阳陷于里，郁而不伸，故脉沉而迟；阳郁不达四末，故手足厥冷。大下后，阴阳两伤，阴伤而肺热气痹，故咽不利，吐脓血；阳伤而脾虚气陷，故泻利不止。故以麻黄、升麻发越郁阳任为主药，辅以当归温润养血以助汗源，佐以知母、黄芩、玉竹、天冬、石膏、芍药、甘草以清肺滋阴，白术、干姜、茯苓、桂枝以温阳理脾。诸药合用，共奏发越郁阳、清上温下之效。故程扶生称此方为"治热病厥逆之大法也"。而王晋三则有"方中升散、寒润、收缓、渗泄诸法具备，推其所重，在阴中升阳，故以麻黄升麻名其汤"的论述。

该方内寓麻黄汤、桂枝汤、白虎汤及苓桂术甘汤加减而成。药味虽多，但不杂乱且重点突出，井然有序。柯琴以其方药味多，疑非仲景原方。但《玉函经》《千金翼方》均载此方，而《外台秘要》引《小品》注云："此仲景《伤寒论》方，足证柯琴说不足凭。"

《实用经方集成》认为：麻黄升麻汤证与黄连汤证、干姜黄芩黄连人参汤证、乌梅丸证均属上热下寒证。黄连汤证、干姜黄芩黄连人参汤证为邪犯太阳，腹痛欲吐之上热与下寒相格证；乌梅丸证为胃热肠寒之蛔厥证；麻黄升麻汤证为正虚阳郁，虚实寒热错杂之证。

大凡肺热脾寒，正虚邪陷，阳郁不伸而诱发之发热、咽痛、泄泻、咳嗽、哮喘等症皆可用之。现多用于治疗上呼吸道感染、口腔溃疡、猩红热、自主神经功能紊乱、更年期综合征、慢性肠炎等疾病。

[验案]

咳嗽案

徐某，女，43 岁。素体阳虚，纳呆食少，大便溏。三日前感冒，遂发咳嗽，咳声嘎哑，咯痰不畅，痰稠色黄，口渴，头痛，四肢酸楚，恶风，身热。舌苔薄黄，脉浮滑。

证属肺热脾寒，正虚阳郁之候。予麻黄升麻汤化裁：炙麻黄12g，升麻 10g，当归 10g，知母 10g，玉竹 10g，白芍 10g，天冬10g，桂枝 10g，茯苓 10g，石膏 10g，白术 10g，干姜 10g，马兜铃 6g，炙甘草 10g。水煎服。

服药 5 剂，诸症豁然若失，续服 10 剂而痊可。因其素体阳虚，脾胃虚弱，易生痰饮。故介绍扁鹊灸法：食窦、中脘、关元、足三里。(《柳少逸医案》)

自主神经功能紊乱案

柳某，女，52 岁。经常腰以上热，腰以下冷，手热足寒，在炎热酷夏，仍穿毛裤厚袜，时至严冬，却不欲穿棉上衣。头旋耳鸣，面烘多汗，短气心悸，夜寐不安，口干少津，舌质嫩红尖赤，苔中部剥脱，脉寸关部弦滑，尺部沉细小数。诊断为自主神经功能紊乱。证属阴虚火旺。遂投知柏地黄汤少佐肉桂，滋阴清热，引火下行。

服药 3 剂，诸症反剧，且增大便溏泻，日 2～3 行，胃中痞满，不思饮食。此药不对证，仔细推敲，总病机系气阴两虚，上热下寒。治宜升阳和中，补益气阴，调和寒热。拟麻黄升麻汤化裁：炙麻黄、干姜各 3g，升麻、桂枝、白芍、知母、党参、云茯苓、白术各 15g，姜半夏、黄芩、当归各 10g，甘草 7.5g。

煎服 2 剂后，泻止胃开，痞满已除，上热下寒诸症大减，舌上有微薄苔生长，脉弦小数。药已对证，原方去半夏、黄芩，加黄芪、百合各 15g。续服 6 剂，剥脱苔消失，舌红润，脉滑，诸

症痊愈。嘱三才汤（天冬、党参、生地）熬膏常服以善后。随访半年，康复如常。[新中医，1984，（7）：46]

4. 气郁证

四逆散

[原文] 少阴病，四逆，其人或咳，或悸，或小便不利，或腹中痛，或泄利下重者，四逆散主之。（318）

[方药] 四逆散方

甘草（炙）　枳实（破，水渍，炙干）　柴胡　芍药

上四味，各十分，捣筛。白饮和，服方寸匕，日三服。咳者，加五味子、干姜各五分，并主下利；悸者，加桂枝五分；小便不利者，加茯苓五分；腹中痛者，加附子一枚，炮令坼；泄利下重者，先以水五升，煮薤白三升，煮取三升，去滓，以散三方寸匕，内汤中，煮取一升半，分温再服。

[按语] 此乃肝胃气滞、阳郁致厥的证治。法当疏肝和胃，透达郁阳。

《内经》云："热淫于内，治以咸寒，佐以甘苦，以酸收之，以苦发之。"成无己认为"枳实、甘草之苦，以泻里热；芍药之酸，以收阴气；柴胡之苦，以发表热"，"四逆散以散传阴之热也"。此即少阴病，寒邪变热传里，腹中痛、小便不利、泄利下重、四肢厥冷之证。用四逆散透解郁热，疏肝理脾之义也。

肝气郁结，气机不利，阳郁于里，阳虚不能散布于四肢，故见手足不温；经气不宣，故见或咳，或悸，或小便不利诸症；气血郁滞，故见腹中痛，或泄利下重等症。方以柴胡主升，疏肝解郁而透达阳气；枳实主降，行气破滞而通胃络；芍药和营而调肝脾，甘草补中和胃，二药名芍药甘草汤。制肝和脾而益阴缓急，于是肝气调达，郁阳得伸，而诸症悉除。

方有执云："人之四肢温和为顺，故以不温为逆，但不温和

而未至于厥冷。则热犹为未入深也。"许宏云:"四逆者,乃手足不温也;四厥者,乃寒冷之甚也。"而本条四逆属热厥轻证。实由肝胃气滞,阳郁不得宣泄而致四逆也。故当认同《医宗金鉴》之说:"热厥者,三阳传厥阴合病也……此则少阳厥阴。"四逆散一方,柴胡、枳实一升一降,实为调达少阳枢机之法也;芍药、甘草,乃芍药甘草汤酸甘化阴之伍,益阴而柔肝也。故而汪苓友有四逆散"虽云治少阴,实阳明少阳药也"之论。

现代临床研究表明,四逆散对传染性肝炎、慢性肝炎、胆道蛔虫症、胆结石、食道痉挛、急慢性阑尾炎、肠梗阻、胃炎、胃肠神经官能症、肋间神经痛、乳房病、颈淋巴结肿大、淋巴结结核、积食、发厥、眩晕、失眠、鼻渊、疝气,以及妇女月经不调、盆腔炎、附件炎之具肝胃气滞之证者均有很好的疗效。

[验案]

产后腹痛案

吴某,女,26岁。妊娠8个月,早产失子,忧思悲伤,旋即悲哭而四肢逆冷而厥。神昏嗜睡,伴腹痛。出院当日来中医科就诊。病人面色无华,嗳气频作,舌淡,苔薄白,脉沉弦而细。

此乃肝气郁结,胸阳被郁,阳气不得宣达,故有"脉微细但欲寐"之证;肝气郁结,不得疏泄,气郁血滞,冲任失养,故见腹痛。先予生化汤2剂,续服四逆散易汤:炙甘草10g,枳实10g,柴胡10g,制白芍10g,制香附10g。水煎服。

一周后,其夫欣然相告,腹痛止,肢温神清,病臻痊可。(《柳少逸医案》)

急性阑尾炎案

侯某,男,26岁,农民。1974年8月初诊。右下腹持续性疼痛已四五天。初时满腹作痛,两天后疼痛局限于脐部右下方。自述已服过治阑尾炎中药3剂……未见疗效,疼痛反有继续加重之势。现痛处有灼热感，局部疼痛加重，身冷也越明显，食欲不振，轻度恶心，心烦，口苦，口干不欲饮，恶寒肢冷，舌质红，苔薄黄，脉弦数略沉。

证属阳热内郁，气机不畅，局部气血瘀滞。予四逆散合金铃子散：柴胡9g，白芍12g，枳实9g，延胡索9g，川楝子9g，甘草6g。

服上方1剂，右下腹热痛明显减轻，身不觉寒，四肢转温，恶心止。继服2剂，诸症消失。随访2年，未见复发。（《伤寒论方医案选编》）

厥阴病小结

厥阴病是邪正相争的危重阶段。厥阴病的提纲："厥阴之为病，消渴，气上撞心，心中疼热，饥而不欲食，食则吐蛔，下之利不止。"实为上热下寒，寒热错杂之候。厥阴病可归纳为上热下寒、厥热胜复，以及厥、利、呕、哕四大证候。故而有寒逆干呕头痛之吴茱萸汤证；有阴寒内盛、浊阴上逆而手足厥逆、脉欲绝之当归四逆汤、当归四逆加吴茱萸生姜汤证；有胃热肠寒，蛔上入膈吐蛔之乌梅丸证；有上热下寒，阴寒格阳，拒食不纳之吐利证，主以干姜黄芩黄连人参汤；有阳陷于里，郁而不伸而致肺热脾寒之上热下寒阳郁证，主以麻黄升麻汤；又有肝气郁结，气机不畅，阳郁于里，阳气不能敷布于四肢的气郁证，主以四逆散。

跋

　　余始受业于家父吉忱公，后负笈山城，从师于世医牟永昌公。家父吉忱公课徒先从中医典籍起，强调必须打下一个坚实的理论基础方可言医。尝云："仲景宗《内经》，祖神农，法伊尹，广汤液为大法，晋宋以来，号名医者，皆出于此。仲景垂妙于定方，实万世医门之规矩准绳也。后之欲为方圆平直者，必深究博览之。"于是余首先背诵《伤寒论》，论中三百九十七条，一百一十三方，每日必背诵一遍，不许间断。继而背诵《金匮要略》《内经知要》《药性赋》和《濒湖脉诀》。而《神农本草经》《温病条辨》《时病论》亦要熟读之。就一部《伤寒论》而言，是在余背诵如流后，方授课说难。递次尚讲授了成无己《注解伤寒论》、柯琴《伤寒来苏集》、尤在泾《伤寒贯珠集》及恽铁樵《伤寒论辑义按》。让余从《伤寒论》六经辨证说理间，潜移默化地感悟其辨证论治大法，家父称之为"神读"。其后又让余研读许宏《金镜内台方议》、任应秋《伤寒论语释》，意在运用经方时，能深究博览，独探奥蕴。家父于50年代尚负责莱阳专区的中医培训工作，曾主办了7期中医进修班，自编讲义，亲自讲授《内经》《伤寒论》《金匮要略》《温病条辨》《神农本草经》和《中国医学史》。所以家父称余一人为"第八期学员"。每晚授课后，示余必读书于子时，方可入睡，至今已成习惯。

　　及至从师于永昌公，程门立雪，凡六易寒暑，为先生唯一传人。在家学基础上，牟师让余熟读《本草备要》《本草求真》《汤头歌诀》和《医宗金鉴》等医籍，课徒均在随师诊疗间。先生结合临床而博征广引、解难释疑，而余则在质疑问难中，循以得先生家传之秘。其间，先生又以家传秘本《伤寒第一书》"治分九州"之全书授之。研读间，见书中有先生之父希光公之批注钩玄，为先生家传仲景之秘。

1983 年金秋八月，余度假于南长山岛，承蒙筱文兄关照，得一静处潜读。近中医界"执古方不能治今病，读医经不如多临证"之说日繁；不深求经方之奥蕴，徒创新说，一博虚名者甚夥，致博大精深之中医学术日晦。为读古人之书而察其理，辨古人之方而明其用，故重温仲景《伤寒论》原著及其后世伤寒论专著十余种，意在采撷群书，期于取用。其间筱文兄得暇，邀余庙岛览胜。翌日返住所，续解读《伤寒论》，似有灵犀一点之感，遂参今法古，以证统方，结合家学师承，谈病说药而立言。宗清·王清任之言："医家立言著书，必须亲治其症，屡验方法，万无一失，方可传于后人。若一症不明，留与后人再补，断不可徒取虚名。"返梨城后，述以今用，附以验案，而名之曰《伤寒方证便览》。所附医案，多系余经年所积，或随家父吉忱公、蒙师牟永昌公临证之录。为了说明经方的临床应用，为历代医家所重，故亦附以古今医家之验。

甲午年芒种日柳少逸于三余书屋